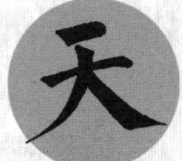
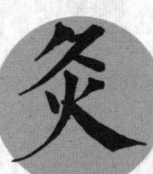

天灸

自然疗法一本通

李秀霞　卢晓燕　莫钰君　主编

SPM
南方传媒
广东科技出版社
全国优秀出版社

· 广州 ·

U0782217

图书在版编目（CIP）数据

天灸自然疗法一本通 / 李秀霞，卢晓燕，莫钰君主编. —广州：广东科技出版社，2024.10

ISBN 978-7-5359-8234-6

Ⅰ．①天… Ⅱ．①李… ②卢… ③莫… Ⅲ．①发疱疗法 Ⅳ．①R244.9

中国国家版本馆CIP数据核字（2024）第015519号

天灸自然疗法一本通

TIANJIU ZIRAN LIAOFA YIBENTONG

出 版 人：严奉强
策划编辑：曾永琳
责任编辑：郭芷莹
装帧设计：友间文化
责任校对：邵凌霞
责任印制：彭海波
出版发行：广东科技出版社
　　　　　（广州市环市东路水荫路11号　邮政编码：510075）
销售热线：020-37607413
https://www.gdstp.com.cn
E-mail：gdkjbw@nfcb.com.cn
经　　销：广东新华发行集团股份有限公司
印　　刷：广州一龙印刷有限公司
　　　　　（广州市增城区荔新九路43号1幢自编101房　邮政编码：511340）
规　　格：889 mm×1194 mm　1/32　印张9.5　字数228千
版　　次：2024年10月第1版
　　　　　2024年10月第1次印刷
定　　价：69.8元

如发现因印装质量问题影响阅读，请与广东科技出版社印制室联系调换（电话：020-37607272）。

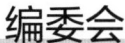

编委会

前 言
Preface

　　灸法作为中医"六艺"（针、灸、砭、药、导引、按跷）之一，在我国传统医学中占据重要地位。天灸，灸法之一，出自《针灸资生经》，是采用对皮肤有刺激性的药物敷贴于穴位或患处，使其局部皮肤自然充血、潮红或起疱的治疗方法。因其不用艾火而局部皮肤有类似艾灸的反应，并且作用也非常相似，故名为天灸，又称自灸、敷灸、药物灸、发疱灸。天灸是中医时间医学与中药外治法相结合的一种疗法，操作简单方便、疗效显著，而且安全、副作用小。

　　岭南属东亚季风气候区南部，具有热带、亚热带季风海洋性气候特点，夏长冬短、暖热少寒、潮湿多雨，常引发各种疾病流行，故古代被认为是瘴疠之地，特殊的地理环境和气候条件为"岭南传统天灸"的发展创造了条件。天灸敷贴也称"药物发疱"或"敷贴发疱"，是中医里最具特色的外治法。其多选用一些辛温祛寒的药物，如白芥子、细辛等研调后，敷贴在人体的穴位上，以达到预防和治疗疾病的作用。尤其是三伏天灸充分体现了"冬病夏治""天人相应""春夏养阳"的传统中医治未病思想。每年前往医院接受三伏天灸的群众也逐年增多，伏灸养生"趁大墟"，为的是"三伏养得好，健康整年伴"。

古人传下来了一句谚语：夏至三更数头伏。每年在三伏天除了各大医院、社区门诊等医疗机构外，一些美容院、养生馆也会纷纷推出天灸项目，一些公司为了答谢客户，临时聘请医学院校在校学生为客户免费提供天灸贴药的现象也不少，但其操作者没有经过专业系统的培训，易造成三伏天灸的乱象。目前，已有部分地方例如北京市等出台方案规范对三伏天灸穴位敷贴项目临床应用的管理，要求开展三伏天灸服务必须对症对人，要严格把握适应证。因此，亟待我们进一步规范中医传统三伏天灸敷贴的穴位、敷贴的方法、敷贴的时间，以及规范天灸药品的制备方法、贮存方法和临床应用等。

为更好地规范应用天灸等常用灸法技术，便于对医务人员开展技术指导与培训，本书收集、整理了常用的天灸方法和技术，尤其结合了三十余年开展天灸疗法的临床经验及案例分析来编写。本书在内容上除了详细介绍天灸疗法、用药特点、常用药物与使用方法、分系统辨证施灸的方法与病案分析等，还重点描述天灸选穴特色，一是包含治未病理念、阴阳五行理念、脏腑学说理念、经络学说理念、固先天之本理念与调后天之本理念；二是基础穴特色前后呼应，对应取穴；三是基础穴取穴数量与界定；四是治疗量以药量、时间来界定；五是配穴选择体现为脏腑辨证、体质辨证、以痛为腧、经脉所过主治所及等特点。

希望本书的出版能为天灸的传承守正之道做抛砖引玉之举，尽细微绵薄之力，让每位读者都能从中受益。由于我们能力和水平有限，书中难免存在诸多疏漏和不足之处，敬请广大读者提出宝贵意见，同时也期望有关专家、同道不吝赐教，以便我们进一步修订完善。

《天灸自然疗法一本通》编委会·卢晓燕

2024年8月

目 录
Contents

第三章　天灸与数字化技术的融合

第一章

天灸疗法概述

第一节　天灸疗法简介

一、历史源流

在中医书籍里，最早关于天灸的文字记录出现在南北朝时期，在《荆楚岁时记》中，"八月十四日，民并以朱水点儿头额，名为天灸，以厌疾"，记录了用朱砂点涂于额头的疗法，这与天灸疗法十分相似。这种在身体点朱砂的方法是民间的一种习俗，意在消灾祛病，并非天灸疗法。

晋唐时期，天灸疗法有了进一步发展，开始被各医家重视和应用。晋代《肘后备急方》明确记载十多种以药物敷贴穴位治病的验方。书中提到用白芥子敷贴治疗中风失语症状，如"治卒不得语方。以苦酒煮菰子，敷颈一周，以衣苞，一日一夕乃解，即瘥"，同时，还最早记载了以左右交叉取穴法选择穴位治病的方法，如"治中风口㖞。巴豆七枚，去皮烂研。㖞左涂右手心，㖞右涂左手心"。

宋代时期，天灸疗法已经开始普遍运用于临床治疗各种疾病。《针灸资生经》明确提到了引起皮肤发疱的天灸治疗，"治疟之方甚多，又惟小金丹最佳，予尝以予人皆效。然人岂得皆有此药哉，此灸之所以不可废也。乡居人用旱莲草捶碎，置在手掌上一夫（四指间也），当两筋中，以古文钱压之，系之以故帛，未久即起小泡，谓之天灸"。这一时期，天灸疗法治疗的疾病的范围发展至内、外、妇、儿、骨伤等各科中，敷贴的取穴也从局部患处发展至循经取穴及神阙、涌泉等特定穴，对后世天灸疗法的应用产生重大影响。

明代开始，天灸盛行，治疗病种更为广泛。李时珍在《本草纲目》中提到"治疣痣黑子，斑蝥三枚……捣烂点之。须臾即泡，三五日脱落"，用斑蝥发疱治疗皮肤病。书中还介绍了使用吴茱萸贴于足心能治疗咽喉、口舌生疮。该书也是初始记载"自灸"一词，"毛茛"条中"山人截疟，采叶挼贴寸口，一夜作泡如火燎，故呼为天灸、自灸"。《普济方》中提到了天灸治疗眼疾，"目赤肿痛，红眼起星，生移星草捶烂如泥，贴内关穴，少顷发泡，揭去"。

到了清代，天灸疗法已经普遍应用于南方诸省，所以通常认为天灸疗法始于清代。清代文献所载天灸疗法较多，如毛茛灸、斑蝥灸、旱莲灸、蒜泥灸、白芥子灸等。中医浩如烟海的古籍中对天灸疗法的记载事实上并不常见，清代《张氏医通·卷四·诸气门下·喘（短气、少气、逆气、哮）》中记载："冷哮灸肺俞、膏肓、天突，有应有不应。夏月三伏中，用白芥子涂法，往往获效，方用白芥子净末一两、延胡索一两、甘遂细辛各半两，共为细末，入麝香半钱，杵匀，姜汁调涂肺俞、膏肓、百劳等穴。涂后麻瞀疼痛，切勿便去，候三炷香足，方可去之。十日后涂一次，如此三次，病根去矣。"从时间、药物、穴位来看，与今天的天灸疗法基本相同，方法均是涂与贴。在同样的一章中，还记载了其他的治疗方法，"古人治寒包热邪，预于八九月未寒之时，用滚痰丸下其热痰。后至冬无热可包。则不发矣"。说明"冬病秋治"也是治疗各种呼吸道感染的常见方法。"滚痰丸"在古籍中随处可见，现代中医对于"冬病秋治"的方法也进行了传承和发扬，同一页又记载道："丹方治冷哮痰喘，用胡椒四十九粒，入活虾蟆腹中，盐泥煅存性，卧时，分三次醇酒服之，羸者凉分五七服，用之辄效。"

天灸疗法从近代发展至现今，在民间广为流传、应用，其对呼吸系统、消化系统、神经系统、骨骼系统等疾病都有良好的治疗效果，是中国传统医学中非常重要的外治疗法。当今越来越多学者对天灸疗法的临床应用、理论机制、剂型剂量改革等方面进行研究与探讨。

二、当代背景

（一）重要性

祖国医学是中华民族文化宝库中的一块瑰宝，5 000多年来为中华民族的繁衍生息和人类健康事业作出了巨大贡献。中医治疗方法多种多样，如针刺、艾灸、推拿、拔罐、刮痧等，它们在防治疾病方面发挥着各自的优势。天灸疗法是中医时间医学与中药外治法相结合的一种疗法，相对于其他疗法来说有其独特的优势，为人类的健康事业贡献着重要的力量。

天灸疗法操作简单方便、疗效显著。对比针刺、艾灸、推拿、拔罐、刮痧等治疗，天灸疗法操作是比较简单方便的。天灸疗法仅在相应的穴位或反应点进行药物敷贴即可，不需要其他工具的辅助，且敷药时间较短，随时可以移除药物。相较于艾灸疗法，天灸疗法不需要艾火也能够使得局部皮肤有类似艾灸的反应，达到治疗作用。对比针刺疗法，天灸疗法不需要针具、消毒工具，不需要行相应的手法，只需要辨证取穴，甚至对于一些痛症，在痛点处取穴进行天灸治疗也能达到一定的治疗效果。天灸疗法使用简单方便，普通老百姓在家里也能自己进行操作。关于天灸疗法的疗效方面，很多学者对天灸的疗效进行了临床研究。天灸所采用的药物大都带有较强的刺激性，具有扩张局部血管，促进血液循环，改善周围组织营养状态，从而达到温通经络、消肿止痛的作用。天灸药物刺激和作用于体表腧穴相应的皮部，通过经络的传导和调整，纠正脏腑阴阳的偏盛或偏衰，改善经络气血的运行，从而达到消除疾病的目的。同时，天灸药物透过特异腧穴的皮肤，其有效成分通过血液循环直达病变部位，发挥其药理效应。天灸主要通过药物使作用部位皮肤上的各种神经末梢进入活动状态，从而改善组织器官的功能活动，达到防病治病的目的。研究表明，天灸能提高巨噬细胞吞噬功能，增加淋巴细胞等机体细胞免疫功能，使血中嗜酸性粒细胞明显减少，免疫球蛋白和补体C3的含量下降，明显抑制机体的过敏状态，从而调整和增强人体免疫功能。

天灸疗法安全、副作用小。从现代医学的角度看，天灸疗法属于经皮给药方式。我们可以从经皮给药方式来看天灸疗法的安全性：①药物浓度稳态。②不经过肝脏"首过效应"和胃肠道的破坏。③药物副作用小。④避免多剂量给药，患者易于接受。⑤能提供可预定的和较长的作用时间。⑥能随时移除药源。由于天灸疗法经皮给药的特点，对于不肯服药的儿童，以及吞咽困难、鼻饲困难的患者，往往能起到内治无法达到的作用，丰富了临床的治疗手段。天灸疗法中的药物尽管配方各异，但里面一般都有细辛、白芥子等辛温、走窜、通经的强刺激药物，其药性透过皮肤屏障，由表入里，激发经络之气，温通经络、行气活血、调畅气机，从而发挥最大的药理效应。

（二）必要性

天灸疗法简、便、效、验，深受广大人民群众的信赖和好评。天灸疗法的适应证非常广泛，尤其对于阳虚质患者的疗效是最好的。随着现代社会经济飞速发展，人民生活质量逐步提高，生活习惯、工作习惯也发生变化，阳虚质人群数量逐渐呈现上升趋势，各种疾病也随之产生。而天灸疗法在中医整体观念和经络学说的指导下，将中药敷贴于人体穴位，经皮肤吸收渗透后，刺激人体腧穴，激发经络之气，调节脏腑功能，使机体阴阳达到平衡，起到扶正固本，治疗疾病的作用。

世界卫生组织调查显示，全球约有75%的人群处于亚健康状态，国内约有60%，其中城市亚健康人群占70%。由于环境的改变、饮食的偏颇、心理压力大、吸烟饮酒等因素的影响，亚健康人数比例呈现逐年上升趋势。张景岳在《景岳全书》中曾做论述"盖阳虚之候，多得之愁忧思虑以伤神，或劳逸不节以伤力，或色欲过度而气随精去，或素禀元阳不足而寒凉致伤等"，由于现代人紧张的生活节奏，过大的工作压力、学习压力，平时多思多虑，劳逸不节，导致阳虚质的形成。亚健康人群中阳虚质为多。通过数据分析显示，阳虚质与亚健康、2型糖尿病、肥胖症、抑郁症、多囊卵巢综合征等疾病关系密切，这些都会严重降低人们的生活质量。

　　三伏天灸与三九天灸在中医整体观念和经络学说理论指导下，结合时间医学，起到了防治疾病的作用。《黄帝内经》提出治疗疾病要因时制宜。如《灵枢·卫气行》说："谨候其时，病可与期，失时反候者，百病不治。"阐述了择时治疗的重要性。大多数支气管哮喘、慢性支气管炎、过敏性鼻炎等患者属于阳虚，冬季寒邪容易侵袭肺脏，导致病情发作或加重，到了夏季天气炎热的时候，寒邪渐衰，则病情缓解或减轻，故在夏季病情缓解期，在机体反应性最好的情况下治疗可大大提高疗效。三伏天灸是在夏季天地阳气最旺盛的时候，人体阳气也达到最高点，气血渐趋于体表，用温热辛燥的药物敷贴于穴位，起到温阳利气、驱散内伏寒邪之功效，从而达到治病效果。三九天灸则是在人体阳气刚刚升起的时候，进行治疗，借助温阳祛寒药物，扶助人体的阳气升起，使阳气能快速健康地成长，更好地抵御外邪、治疗疾病。天灸疗法通过改善人们的阳虚质，调整脏腑阴阳，使机体阴阳平衡，从而达到治病目的，这种疗法对于现代人来说是很有必要的。

（三）紧迫性

　　天灸疗法的发展，当前已经取得了很大的进步，尤其在

《中华人民共和国中医药法》正式实施之后，天灸疗法的应用已经上升到了一个新的高度。目前天灸疗法已经形成了一个独立的治疗体系，并能够成熟运用与指导临床。进入21世纪，随着经济的发展，健康知识的科学普及，人们对健康的认知逐渐提高，越来越关注个人健康，人们迫切需要一种安全有效的防治疾病的手段。天灸疗法作为一种简、便、效、验的防治疾病的方法，在治未病和防止疾病发展方面发挥着重要作用。

"治未病"的学术思想理论最早见于《黄帝内经》。在《素问·四气调神大论》中有"圣人不治已病治未病，不治已乱治未乱，此之谓也"，这是古人总结出未病先防的先进预防理论。《灵枢》中也有"治未病"思想"上工刺其未生者也；其次，刺其未盛者也……上工治未病，不治已病，此之谓也"。《格致余论》中说："与其求疗于有病之后，不若摄养于无疾之先；盖疾成而后药者，徒劳而已，是故已病而不治，所以为医家之法；未病而先治，所以明摄生之理。"人们不能只是在生病之后去治疗疾病，还要懂得在疾病发生之前去预防疾病，防止疾病发生和发展，强调养生和预防疾病的重要性。

"治未病"的思想在防治疾病方面有着重要地位，其核心理念为"未病先防、已病防变、愈后防复"。在飞速发展的社会中，越来越多的人处于亚健康状态。亚健康是指人体处于健康和疾病之间的一种状态。处于亚健康状态者，不能达到健康的标准，表现为一定时间内的活力降低、功能和适应能力减退的症状，但不符合现代医学有关疾病的临床或亚临床的诊断标准。国内外有研究显示，亚健康人群的患病率逐渐升高，在

17.8%～60.5%之间，世界卫生组织的调查报告显示，全球真正健康的人仅占5%，经医生检查、诊断患病的人也只占20%，处于亚健康状态的人占到75%。有研究指出亚健康人群患病率较高并且年龄一般在20岁到45岁之间，我国大约80%的成年人处于亚健康状态，长期伏案的脑力劳动者是高发人群，其中，中青年尤甚。我国卫健委曾对10个城市的"上班族"进行调查，处于亚健康状态的人占48%以上，沿海城市亚健康人数高于内陆城市，脑力劳动者亚健康人数高于体力劳动者。天灸疗法在治疗各类亚健康人群方面有比较显著的疗效。天灸疗法通过药物刺激穴位和经脉，经由经络体系对人体进行整体的调节，促使人体达到有利的平衡状态，从而达到预防疾病的效果。

预防疾病很重要，但对于已经发生的疾病，及早诊治，控制疾病发展演变，防止疾病发展加重也尤为重要。《医学源流论·防微论》提到"病之始生浅，则易治；久而深入，则难治"，疾病初期，病情轻浅，正气未衰，所以比较易治。倘若不及时治疗，病邪就会由表入里，病情加重，正气受到严重耗损，以致病情危重。因此既病之后，就要争取时间及早诊治，防止疾病由小到大，由轻到重，由局部到整体，防微杜渐，这是防治疾病的重要原则。所谓"见微知著，弥患于未萌，是为上工"。天灸疗法通过温热药物对腧穴产生一定的刺激，药物经皮肤和穴位吸收，直达脏腑，发挥药物的外治作用。敷贴药物作用于全身，激发全身的经气，使人体产生阳气，振奋人体的脏腑功能，能够疏通表里经络，促进气血流畅，驱散体内寒邪，从而达到治疗疾病的目的。

天灸疗法历史悠久，经过长期的医疗实践，古代医家和现代医家不断发展和完善了天灸疗法的应用。人们对天灸疗法有了新的认识和更全面的了解，将其传统医学理论不断与现代医学药物透皮理论、神经免疫系统理论等科学理论相结合，并联系实践经验，开创研发天灸药物新处方、敷贴新剂型，为更多患者提供医疗与健康服务，发扬中医特色，促进祖国医学走向全世界。

三、作用机制

天灸疗法，是中医灸法的重要组成部分，属于灸疗中的一种特殊形式，无须燃艾烧灼，采用对皮肤有较强刺激作用的中药敷贴于穴位或患处，借助药物对穴位或患处的刺激作用，使局部皮肤充血、潮红，甚至发疱如同艾火灸疗的一种疗法，故天灸又被称作"药物灸""发疱灸"。因天灸的药物是自动透到人体皮肤或腧穴中，所以天灸又称"自然灸"或"自灸"。天灸与艾灸在本质上属于同一类型的疗法，其作用功效与艾灸是相同的，都是以温经散寒、活血通络为主。不同的是，艾灸在使用过程中需要点燃艾草，置于穴位之上；而天灸，无须借助艾、火等也能够使得局部皮肤有类似艾灸的反应，它是通过特殊调配的药物敷贴于特定的穴位，使药物持续刺激穴位，通经活络，补充人体阳气，祛除体内的寒邪，达到温经散寒、疏通经络、活血通脉、调节脏腑功能的效果。

四、体质分型

根据中华中医药学会2009年发布的《中医体质分类与判定》，中医体质共分为9种基本类型：平和质、气虚质、阳虚质、阴虚质、痰湿质、湿热质、血瘀质、气郁质、特禀质。

平和质主要表现为面色红润、精力充沛、耐受寒热。这类体质的人较为健康，平素可以通过适量敷贴关元、足三里这类具有补益作用的穴位，培元固本，巩固体质。

气虚质表现为平素语音低弱，气短懒言，容易疲乏，精神不振等。这类体质要从调补后天之气和先天之气两方面入手。调理时敷贴肺俞、气海、膻中、中脘、足三里这类穴位，达到补益元气的目的。

阳虚质表现为平素畏冷，手足不温，喜热饮，精神不振等。敷贴大椎、肾俞、百会、关元等穴以温阳散寒。

阴虚质表现为手足心热、口燥咽干，喜冷饮，大便干燥等。这类体质可以敷贴滋养肾阴，引火归元的穴位，比如肾俞、涌泉、三阴交、足三里、太溪等。

痰湿质表现为面部皮肤油腻，多汗且黏，胸闷痰多，口黏腻或甜。痰湿的形成和脾息息相关，因此，以调脾胃为主，这类体质的人适合敷贴脾俞、胃俞、足三里、中脘、阴陵泉、丰隆等穴，健脾利湿。

湿热质表现为面垢油光，易生痤疮，口苦口干，身重困倦，大便黏滞不畅或燥结，小便短黄，男性阴囊潮湿，女性易带下增多。这类体质的人适合敷贴涌泉、中脘、阴陵泉、丰隆、肾俞、脾俞等清热祛湿的穴位。

血瘀质表现为肤色晦暗，色素沉着，容易出现瘀斑，口唇暗淡。血瘀质适合敷贴膈俞、大椎、肝俞、三阴交、血海、关元等穴。这些穴位可以同时兼顾调理气血，活血化瘀。

气郁质表现为神情抑郁，情感脆弱，烦闷不乐等。这类体质的人应以舒畅气机为主，适合敷贴疏肝理气，行气解郁的穴位，比如太冲、阳陵泉、内关、肝俞等穴。

特禀质人群常见哮喘、风团、咽痒、鼻塞、喷嚏等。其中患遗传性疾病者，有垂直遗传、先天性、家族性特征；患胎传性疾病者，具有母体影响胎儿个体生长发育的相关疾病特征。这类体质的人适合敷贴肺俞、大椎、百会、神阙、足三里等穴，综合调理，改善体质。

哪些人迫切需要"治未病"呢？我们总结为以下几个方面：身体健康无异常指征，需保持最佳状态者；体质偏差、有疾病易患倾向者；自觉症状明显、但理化指标无异常者；慢性疾病稳定期需延缓发展、预防并发症者；理化检查指标处于临界值但尚未达到疾病诊断标准者，即疾病的易患人群；已痊愈但需预防复发者；大病初愈、大手术后身体虚弱，需进一步调养康复者；其他关注健康的特殊人群如育龄妇女（孕前调理）、男性（育前保健）、老年人（延年益寿）等。这几类人群都可以通过天灸治疗来调整机体阴阳平衡，预防疾病。

五、适用范围

　　天灸疗法适用范围广。近年来，天灸疗法广泛运用于内、外、妇、儿等各科的各种疾病中，起到辅助治疗、促进治愈过程的作用。其疾病谱分布较广，涉及多种系统疾病，治疗以呼吸系统、消化系统、骨骼肌肉系统、泌尿生殖系统疾病居多。在呼吸系统疾病方面，天灸治疗过敏性鼻炎、支气管哮喘、上呼吸道感染、慢性阻塞性肺疾病、慢性支气管炎、慢性咳嗽等疾病效果尤佳。在消化系统疾病方面，天灸疗法多用以治疗肠易激综合征、慢性结肠炎、腹泻、虚寒性胃痛、胃肠功能紊乱、便秘、厌食症等疾病。在骨骼肌肉系统疾病方面，天灸疗法对膝骨关节炎、颈椎病、腰椎间盘突出症、类风湿关节炎、肩周炎、痛风性关节炎、骨质疏松等疾病有良好的疗效。在泌尿生殖系统疾病方面，天灸治疗慢性前列腺炎、月经不调、原发性痛经、慢性盆腔炎等疾病的疗效较为突出。同时，随着近年来对天灸疗法的研究越来越多，天灸疗法应用范围逐渐扩大，人们开始运用天灸疗法治疗各类亚健康状态，也取得了令人满意的疗效。

六、注意事项

（一）天灸前

　　（1）天灸一般在背部、腹部、腰部、腿部进行贴药，建议尽量穿较宽松的衣服，以便贴药操作。

（2）因天灸药膏中含有较强的刺激性药物，故孕妇不宜进行天灸，恶性肿瘤、肺结核活动期、支气管扩张、强过敏体质、急性咽喉炎、高血压患者血压不稳定期、糖尿病患者血糖未得到控制者不宜进行天灸，体温超过38℃者不宜进行天灸，婴幼儿皮肤柔嫩易灼伤皮肤，建议1岁以下的儿童慎贴。

（3）三伏天出现在公历7月中旬到8月中旬，请确认并预留好贴药时间。

（二）天灸期间

一般成人敷贴30～40分钟，儿童敷贴10～20分钟，以皮肤感触和耐受水平为观察目标，如若感觉反常灼痛，需及时去除敷贴，避免灼伤皮肤。

（三）天灸后

（1）贴药后不宜进行剧烈活动，避免出汗过多导致药膏掉落弄脏衣物。

（2）贴药后皮肤呈现红晕，部分皮肤出现水疱，此属正常现象，轻者可自抹万花油，如贴药时间过长引起水疱，应保护创面，避免抓破感染，溃破可自行涂碘伏，结痂后待天然去痂，注意防止感染，若反应严重者，请到医院处理。

（3）贴药后不要洗冷水澡，可冲热水澡，避免用力搓擦；注意保暖，避免受风。

（4）贴药后忌食生冷、辛辣等刺激性食物，慎食牛肉、鹅肉、鸭肉、花生、豆制品等，戒食鱼虾、生鸡等易过敏食物。

第二节　天灸疗法的基本知识

一、天灸疗法的中医基础理论

（一）脏腑学说

脏腑证治是以脏腑学说为基础，将四诊所获得的证候和体征进行综合分析，从而对病变所在的脏腑部位、性质及正邪的盛衰作出诊断并进行治疗的一种辨证论治方法。

脏腑是人体的重要组成部分，是生命活动的中心。各种原因导致的病变，实际上都是脏腑功能失调的反应。由于各个脏腑的生理功能不同，所以它们在病变过程中所反映出来的症状和体征也各不相同。根据各脏腑的生理功能，结合病因病机来判断其病理变化，这就是脏腑辨证的方法和理论依据。

由于十二经脉隶属于脏腑，经脉与脏腑之间在生理上密切相连，病理上息息相关。所以，《灵枢·经脉》关于十二经脉的病候中，相应脏腑病症占有一定的比例。

脏腑病症也就是脏腑的病理表现，是脏腑生理功能发生异常变化的结果。只要我们能熟知脏腑的各种生理功能，利用逆向思维，顺藤摸瓜，就不难掌握脏腑的发病规律和病情表现形式。脏腑证治是在明确了病因病机，并对疾病进行了辨证分型的基础上采取的一系列治疗措施。通过辨识每一证型的病因、病机、病位、病性、脏腑经脉及标本缓急，就能对各种疾病确定治法、配穴选方、按方施治。

1. 肺病证治

肺居胸中，为五脏六腑之华盖。主气，司呼吸，开窍于鼻，系于气管、咽喉，外合皮毛，又主治节，主宣发肃降，通调水道。肺为娇脏，不耐寒热，当外邪由口鼻或皮毛而入，首先犯肺。其病理变化主要是肺气宣降功能失常。症见胸闷、胸痛、咳嗽、气喘、咯血、鼻塞、流涕、鼻衄、咽喉肿痛、失音等。

由于肺经与大肠经相表里，手少阴经脉上肺，足少阴经脉入肺中，足厥阴经脉上注肺，胃之大络络肺，肺经起于中焦，与脾经交会于中府，故肺病的证治与大肠、心、肝、肾、脾、胃的关系最为密切。

1）风寒束肺

恶寒重，发热轻，头痛，全身酸痛，无汗，鼻塞，流清涕，咳嗽，痰涎清稀，苔薄白，脉浮紧。治宜祛风散寒、宣肺解表。取手太阴经和相表里的手阳明经及足太阳经穴为主，如中府、太渊、列缺、合谷、曲池、风门、肺俞、大椎等。

2）热邪壅肺

发热重，恶寒轻，有汗，口渴，鼻干或流黄涕，鼻衄，咽喉肿痛，咳痰黄稠，大便秘结，小便黄赤，舌红，苔黄，脉浮数。治宜祛风清热、宣肺解表，取手太阴经及手阳明经腧穴为主，如中府、尺泽、鱼际、少商、合谷、曲池、外关、大椎、内庭等。

3）痰湿阻肺

咳嗽气喘，胸膈满闷，喉中痰鸣，不得安卧，咳痰甚多，色白而黏，苔腻，脉滑。脾为生痰之源，肺为贮痰之器，病变主要涉及肺脾两脏，证属本虚标实（脾虚肺实）。治宜宣肺降气，除湿化痰。取手足太阴、足阳明经穴和相应背俞穴，如中府、太渊、尺泽、列缺、太白、三阴交、丰隆、足三里、肺俞、脾俞等。

4）肺气不足

咳喘无力，少气懒言，气短不足以息，声音低微，面色苍白，倦怠无力，自汗，舌淡，脉细。治宜补肺调气、健脾益气、温肾纳气。取手足太阴、足少阴、任脉经穴及相应背俞穴，如太渊、三阴交、太溪、膻中、气海、关元、足三里、肺俞、脾俞、肾俞等。

5）肺阴不足

干咳无痰或痰少而黏，痰中带血，咽干喉燥，声音嘶哑，形体消瘦，五心烦热，潮热盗汗，舌红少津，脉细数。治宜滋养肺肾之阴、清泻虚热。取手太阴、足少阴经穴和相应背俞穴，如太渊、中府、尺泽、列缺、孔最、鱼际、太溪、照海、肺俞、肾俞、膏肓等。

2. 大肠病证治

大肠为传导之官，其功能主要是传导食物的糟粕，使其变化为粪便而排出体外。如果肠道感受外邪或为饮食所伤，致使传导、变化功能失常，即可出现肠道和大便异常的病症，如腹痛、肠鸣、泄泻、痢疾、便秘、痔疾等。

《灵枢·本输》曰："大肠、小肠皆属于胃。"在解剖结构方面，胃肠上下相连，在生理、病理方面也息息相关。在经络联系上，手太阴经脉络大肠，足太阴脾经属脾络胃，故大肠的病理变化与肺、脾、胃、小肠最为密切。

1）大肠实证

多因饮食积滞、壅塞肠道而致。症见腹痛拒按，大便秘结或下痢不爽，舌红苔黄腻，脉沉实有力。多见于暴饮暴食、肠腑积热者。宜取中脘、天枢、足三里、上巨虚、大横、内关、支沟等穴。

2）大肠湿热

多因湿热下注大肠、气血壅滞而致。症见腹痛，大便溏滞不爽，色黄味臭，肛门灼热，里急后重，下痢脓血，身热口渴，小便短赤，舌红，苔黄腻，脉滑数。如热结而为肠痈，则腹痛拒按，大便秘结，下肢屈而不伸。治宜清热燥湿、理肠导滞。宜取中脘、天枢、足三里、上巨虚、合谷、曲池等穴。

3）大肠虚证

多因久泄、久痢而致。症见大便失禁，腹泻无度，肛门滑脱，腹痛隐隐，喜暖喜按，四肢欠温，舌淡，苔白滑，脉细弱无力。多见于慢性腹泻、慢性痢疾、脱肛等。治宜补气升阳、止泄固脱。宜取气海、关元、中脘、百会、长强、足三里、脾俞、胃俞、大肠俞等穴。

4）大肠寒证

多因外感寒邪或内伤、生冷而致。症见腹痛，肠鸣，泄泻，舌苔白腻，脉沉迟。治宜温里散寒、止痛止泻。宜取中脘、天枢、足三里、上巨虚、大肠俞等穴。

5）大肠津亏

多由素体阴虚，或热病耗津、久病伤阴而致。症见大便干燥，难以排出，数日一行，状如羊屎，口干咽燥，舌红少津，苔黄燥，脉细涩。常见于热病后期和老年人习惯性便秘。治宜养阴增液、润肠通便。宜取合谷、足三里、上巨虚、内关、支沟、太溪、照海、大肠俞等穴。

3. 胃病证治

胃主受纳、腐熟水谷，喜湿恶燥，以通降为顺。与脾互为表里，共誉为"后天之本"，为五脏六腑之海，气血生化之源。《灵枢·海论》曰："胃者，水谷之海。"《灵枢·本输》说："大肠、小肠皆属于胃。"故胃的病症主要与饮食有关，还包括肠道病变在内。凡饮食不洁（或不节）、饥饱失常、寒热不当、辛辣刺激等因素，都足以影响胃的和降功能，以致发生脘腹疼痛、恶心呕吐、呃逆、嗳腐吞酸、吐血、便血等症。

1）食积伤胃

多见于暴饮暴食、消化不良。症见脘腹胀满，疼痛拒按，恶心呕吐，嗳腐吞酸，或兼腹泻，舌苔厚腻，脉滑。治宜消食化积、调理胃肠。取任脉、足阳明经穴和胃的募穴为主，如中脘、建里、梁门、足三里、内关、公孙、内庭等。

2）胃寒偏盛

胃脘冷痛，喜暖喜按，呕吐清水，遇寒则重、得热则减，舌苔白滑，脉沉迟弦紧。治宜温中散寒。取足阳明、足太阴经穴和相应俞、募穴，如梁门、足三里、公孙、三阴交、中脘、脾俞、胃俞等。

3）胃热炽盛

胃脘灼痛，嗳腐吞酸，胃中嘈杂，消谷善饥，口渴饮冷，口臭，便秘，牙龈红肿或出血，舌红，苔黄，脉洪大滑数。治宜清泻胃热。取手足阳明经穴为主，如合谷、曲池、内庭、足三里、支沟、中脘、大陵等。

4）胃阴不足

胃脘嘈杂而痛，干呕呃逆，饥而不食，口干舌燥，大便偏干，小便短少，舌红少津，少苔或无苔，脉细数。治宜养胃生津。取手足阳明经穴及胃的募穴为主，如合谷、中脘、梁门、足三里、内关、公孙、廉泉、金津、玉液等。

胃的病症除与脾、大小肠密切相关外，也时常受到肝的影响。由于足厥阴肝经挟胃，当肝气郁结之时，常常会横逆犯胃，出现胃痛连及两胁等症状。当以疏肝理气、和胃止痛为治法。

4. 脾病证治

脾主运化，喜燥恶湿，代胃行其津液，其气以升为顺。脾又统血，主四肢、肌肉。故其病变以运化失常（消化不良、腹胀、腹泻）、血不归经（便血、月经过多、崩漏）及肢体病变（身重肢冷、肌肤肿胀、肢软无力）为主。

1）脾气虚弱

脾气虚弱则运化失常，致使水谷精微不能正常输布。症见食少纳呆，腹胀，肠鸣，便溏或腹泻，面色苍白或萎黄，倦怠乏力，少气懒言，舌淡，苔白，脉弱无力。气虚下陷则伴久泻、久痢、脱肛、内脏下垂、子宫下垂；气不摄血则兼便血、月经过多或崩漏、皮下出血。治宜补中益气。取足太阴、足阳明经穴和相应背俞穴为主，如太白、三阴交、足三里、丰隆、脾俞、胃俞等。气虚下陷加气海、关元、百会；气不摄血加隐白、血海、膈俞。

2）脾阳不足

腹痛绵绵，喜暖喜按，腹泻清冷，小便不利，白带清稀，肢体不温或水肿，舌淡，苔白，脉沉迟无力。治宜温运脾阳。以足太阴、足阳明经穴和有关背俞穴为主，如太白、三阴交、足三里、丰隆、关元、脾俞、胃俞、肾俞等。

3）湿热困脾

腹胀，纳差，厌油，恶心呕吐，口渴不欲饮，体倦身困，头重如蒙，大便不爽，小便不利，目黄、身黄、尿黄，苔黄腻，脉濡数。治宜清热利湿。取足太阴、足厥阴经穴为主，如太白、商丘、三阴交、阴陵泉、太冲、章门、期门、足三里、阳陵泉等穴。

5. 心（包）病证治

心为五脏六腑之主，开窍于舌，经脉通过目系与大脑相联系。司神明（主持思维、神志的大脑功能）、主血脉（推动血液循环的心脏功能），是维持人体生命和精神思维活动的中心。

心包为心脏的外围，具有保护心脏的作用。在生理上代心行事，病理上代心受邪，治疗上代心用穴。故《灵枢·邪客》

曰："诸邪之在于心者，皆在于心之包络。"心和心包的病症以心脏、神志、血脉三方面为主。可见，中医的心、心包实则包括了心脏、血液循环、中枢神经系统和自主神经系统。临床上一些心血管疾患、血液病、神经精神疾患等，无不与心、心包息息相关。所以，当外感病邪或七情内伤致病而出现血脉病变或神志病变时，都属于心病的范围。在血脉病方面的证候，主要有吐血、衄血、斑疹及血液运行的失调等。在神志病方面的证候，主要有心悸、健忘、失眠、昏迷、谵语、癫狂等。

由于心（经）与小肠（经）相表里，心包（经）与三焦（经）相表里，足太阴经脉注于心，足少阴经脉络心，足三阴之络上走心包，足厥阴经脉布膻中，足三阳经别通于心，督脉贯心通脑，手少阴经脉又上肺。故心和心包病证治与小肠、三焦、肺、脾、肝、肾，以及足三阳经、督脉均有关联。

1）心气不足

面色㿠白，心悸，气短，自汗，体倦乏力，劳累后加重，舌淡，苔白，脉弱无力、时见结代，甚则四肢厥冷，大汗不止，神昏虚脱。治宜温通心阳、调和气血。取手少阴、手厥阴经穴和相应俞、募穴为主，如神门、通里、内关、膻中、心俞、厥阴俞、足三里等。

2）心血亏虚

面色苍白，心悸易惊，健忘，失眠或多梦，五心烦热，盗汗，舌淡或舌红少津，脉细弱或见结代。治宜益气养血、宁心安神。取穴同上，并加太溪、三阴交、脾俞、膈俞等。

3）心火亢盛

胸中烦热，失眠，口渴，口舌生疮，吐血，鼻衄，小便赤涩，甚或尿血，或见肌肤疮疡，舌红，脉数。治宜泻热降火、清心除烦。取手足少阴、手厥阴经穴为主，如阴郄、少府、大陵、劳宫、内关、郄门、太溪、照海等。

4）痰蒙心窍

心烦失眠，心神不宁，神志错乱，意识不清，如呆如痴，或喜怒无常，语无伦次，狂躁不安，甚者神昏，喉中痰鸣，舌红，苔腻，脉弦滑。多见于癫病、癫狂、中风。治宜豁痰开窍、镇惊宁神。取手少阴、手厥阴经穴和督脉穴为主，如神门、少冲、中冲、内关、大陵、间使、水沟、大椎、合谷、太冲、丰隆、十二井穴等。

5）心脉瘀阻

胸闷，心悸，心痛，痛引臂内或左肩胛区，发作时大汗，惊恐，四肢厥冷，口唇青紫，舌质紫暗或有瘀点、瘀斑，脉涩或见结代。治宜活血化瘀、通络止痛。取手少阴、手厥阴经穴和有关俞、募穴为主，如神门、阴郄、内关、郄门、膻中、巨阙、心俞、厥阴俞、膈俞等。

6. 小肠病证治

小肠与心相表里，上接幽门，与胃相通，下接阑门，与大肠相连。生理功能主要是吸收食物中的精华，分清别浊，是胃腑降浊功能的继续。病理变化与心、脾、胃、大肠关系密切。如若小肠分清别浊的功能失调，主要导致清浊混淆、二便失调。因小肠与心的经脉互为表里，在生理上有着密切的联系，在病理上亦可相互影响。如心热可下移于小肠而见尿血，小肠有热亦可上逆于心而见口舌生疮。

1）小肠虚寒

多见于腹部受寒、消化不良。症见小腹冷痛，喜暖喜按，肠鸣泄泻，小便频数，舌淡，苔白，脉细弱或沉迟而紧。治宜温肠散寒、理气止痛。取足阳明胃经穴（小肠下合于足阳明胃经）和有关俞、募穴为主，如足三里、下巨虚、天枢、中脘、关元、脾俞、胃俞、小肠俞等。

2）小肠实热

心烦，口渴，口舌生疮，小便短赤不爽，甚至尿血，前阴刺痛，小腹胀痛，得矢气则舒，舌红，苔黄，脉象滑数。治宜清热降火、通利小便。取手足少阴经穴为主，如通里、少府、阴郄、太溪、照海、涌泉、支正、三阴交、关元、下巨虚等。

3）小肠气滞

多因小肠感受寒凉，气机凝滞而致。症见小肠凸起于脐周或下坠于少腹及阴囊，少腹及阴囊坠胀绞痛，舌苔白滑，脉沉而弦紧。治宜温经散寒、理气止痛。取任脉、足阳明、足厥阴经穴为主，如关元、气海、太冲、大敦、归来、足三里、下巨虚等。

7. 膀胱病证治

膀胱为津液之腑，主藏小便，在肾阳的温煦作用下产生气化作用，管理尿液的排泄。病变主要表现为小便异常。故《素问·宣明五气》曰："膀胱不利为癃，不约为遗溺。"

由于膀胱（经）与肾（经）相表里，足少阴经脉络膀胱；

足太阳经别通于心；三焦主决渎（其下腧并太阳之正入络膀胱）；肺为水之上源，主通调水道；脾主运化水湿；小肠分清别浊。故膀胱的证治与肾、肺、脾、心、三焦、小肠的关系甚为密切。

1）膀胱虚寒

小便频数、清冷，或淋漓不尽、遗尿，或小便不利、水肿，舌淡，苔润，脉沉细。治宜温阳化气。取任脉、足太阳经穴为主，如中极、关元、气海、肾俞、膀胱俞、太溪、三阴交、足三里等。

2）膀胱湿热

小便频数而急、短涩不利，颜色或赤黄或浑浊或见脓血，或夹杂沙石，阴中灼热而痛，舌红，苔黄，脉数。治宜清热利湿、通调下焦。取任脉及足太阳、足太阴经穴为主，如中极、关元、委中、委阳、肾俞、膀胱俞、小肠俞、三焦俞、三阴交、阴陵泉等。

8. 肾病证治

肾藏精，主骨生髓，主纳气，开窍于耳和前后二阴。肾主水又藏命门真火，故称"水火之脏"。肾与机体的生长、发育关系最为密切，为"先天之本"。一般而论，肾脏疾患以虚证为主，可分为肾阴亏虚和肾阳不足两大类。

肾（经）与膀胱（经）相表里，足少阴经脉入肺中，络心，贯膈；任脉、督脉、冲脉、带脉均与肾相联系；阴维脉、阴跷脉均为足少阴经脉气所发。故肾病证治与膀胱、心、肺、脾和奇经八脉的关系甚为密切。

1）肾阴亏虚

头晕，目眩，耳鸣，咽干，舌燥，牙根松动隐痛，五心烦热，失眠，遗精，月经不调，盗汗，腰腿酸软，舌红，少苔，脉象细数。先天不足或后天精血亏损者，可兼见发育不全，生殖机能低下。小儿则骨弱，发育迟缓；成人则早衰，男子精少不育，女子经闭不孕。治宜补养精血、壮水制火。取足少阴经穴和有关背俞穴为主，如太溪、照海、涌泉、复溜、大赫、肾俞、心俞、关元、三阴交、次髎、秩边等。

2）肾阳不足

面色㿠白，形寒肢冷，遗精，早泄，阳痿，月经不调，腰腿酸软，大便溏薄或滑泄、五更泻，小便清长或遗尿，舌淡，苔白，脉沉迟虚弱。肾不化水者兼见尿少、身肿；肾不纳气者伴有气短、喘息（呼多吸少，吸气困难，动则尤甚）。治宜温补肾阳、化水纳气。取足少阴、任脉和有关背俞穴为主，如太溪、复溜、大赫、气海、关元、肾俞、肺俞、脾俞、三阴交、命门、足三里等。

9. 三焦病证治

三焦为六腑之一，其功能作用是主持诸气，司一身之气化，疏调水道；参与机体的水液代谢。上焦主宣发、敷布；中焦主受纳、运化；下焦主分清别浊。凡机体脏腑的功能活动，诸如气血津液的运行输布，水谷精微的消化吸收，水液的代谢等，都赖其气化作用而维持正常活动。所以说，三焦的气化功能实质上是概括了人体上、中、下三个部分所属脏器的整个气化作用。当其发生病变，影响的范围也就必然广泛。就其病理机制而言，关键在于气化功能失司，水道通调不利，以致水湿潴留体内，泛滥为患。故临床以肌肤肿胀、腹满、小便不利等症状为主要表现。

由于三焦涵盖了其他五脏六腑，所以其病变又每与肺、脾、肾、膀胱等脏器有着密切的联系。例如三焦气化失司，可影响到肺气的宣降；三焦不利，可导致脾胃的升降失常；三焦化气行水功能失职，亦使肾和膀胱温化水液的功能受到影响。

1）三焦虚寒

多因肾气不足、三焦气化不行、水湿内停所致。症见肌肤肿胀，腹中胀满，小便不利或遗尿、失禁，苔白滑，脉沉细而弱。治宜温通三焦、促进气化。取任脉腧穴和有关背俞穴为主，如气海、关元、中脘、阳池、太溪、三阴交、肾俞、三焦俞、足三里等。

2）三焦实热

多由实热蕴结于里、三焦化气行水的功能失调，以致水液潴留体内。症见身热口渴，气逆喘促，肌肤肿胀，大便干结，小便不利，舌苔黄，脉滑数。治宜通利三焦、化湿行水。取任脉、手少阳经穴为主，如中脘、中极、水分、石门、水道、阳池、支沟、阴陵泉、三阴交、委阳、足三里等。

10. 肝胆病证治

肝为将军之官，主疏泄，性喜条达而恶抑郁。其病多实，以气郁阳亢、风火上逆之证为主。每由肾水不足、水不涵木而致。此外，由于肝藏血，开窍于目，主一身之筋，故目疾、筋病和妇女月经异常也往往与肝有关。肝病的证候主要有胁肋胀痛、嗳气呕逆、头晕目眩、肢体拘挛、抽搐、妇人月经不发挥调节作用。

胆附于肝，储存胆汁，在肝的疏泄功能支配下得以发挥调节作用，故胆病与肝病常常相互影响。例如肝气郁结可以影响胆汁的疏泄，引起黄疸、口苦、呕吐苦水；胆汁的郁积也可以导致肝失条达，出现头晕、目眩、胸胁疼痛、心烦不眠、口苦等症，二者的临床表现多有共同之处。

由于肝（经）与胆（经）相表里，足少阳经脉络肝，经别与心相通；足少阴经脉贯肝，肝肾同源；足厥阴脉挟胃、络胆、上注肺。故肝胆病证治与肾、脾、胃、肺、心（包）的关系十分密切。

1）肝气郁结

情志抑郁，善太息，胸胁胀满，嗳气不舒，胃痛不欲食，女性伴月经不调、痛经、乳房胀痛。舌苔薄黄，脉弦。治宜疏肝理气。取足厥阴经穴为主，如太冲、行间、章门、期门、内关、阳陵泉、足三里等。

2）肝阳上亢

头痛，眩晕，目胀，胁肋胀痛，心烦易怒，舌红，脉弦。治宜平肝潜阳。取足厥阴、足少阴经穴和相应背俞穴为主，如太冲、行间、太溪、涌泉、照海、肝俞、肾俞、百会等。

3）肝火上炎

面赤，头痛，眩晕，目赤肿痛，口苦咽干，心烦易怒，失眠，小便黄赤，甚至咯血、吐衄，舌红，苔黄，脉弦。治宜泻肝降火。取穴同肝阳上亢，另加侠溪、太阳、印堂等。

4）肝风内动

轻者头晕目眩，手足麻木，肢体震颤；重者高热神昏，四肢抽搐，项背强直，角弓反张。舌体偏斜，舌红，脉弦。治宜息风止痉。取足厥阴、督脉腧穴为主，如太冲、行间、水沟、百会、大椎、筋缩、合谷、后溪等。

5）肝脉寒滞

少腹胀满，引睾而痛，睾丸肿胀下坠，阴囊冷缩，苔白滑，脉沉弦。治宜温经散寒。取足厥阴经穴为主，如太冲、行间、大敦、急脉、关元、归来、三阴交、阳陵泉等。

6）肝血不足

面色无华，头晕目眩，目干涩作胀，视物昏花或近视、夜盲，耳鸣，指（趾）麻木，女性月经减少甚至闭经。舌淡，少苔，脉弦细。治宜补养肝血。取足三阴经穴和有关背俞穴为主，如太冲、曲泉、太溪、照海、三阴交、血海、光明、肝俞、肾俞、足三里等。

7）胆火亢盛

偏头痛，耳鸣，耳聋，口苦咽干，呕吐苦水，胁肋疼痛，舌红，脉弦数。治宜清热利胆、平降胆火。取足少阳、足厥阴经穴为主，如风池、日月、丘墟、阳陵泉、足临泣、侠溪、行间、太冲、期门、外关等。

8）肝胆湿热

胸胁满闷，胀痛不舒，目黄、身黄、尿黄，外阴潮湿瘙痒，男子睾丸肿胀热痛，女子带下色黄腥臭。苔黄腻，脉弦数。治宜疏肝利胆、清热化湿。取足厥阴、足少阳、足太阴经穴和相应背俞穴为主，如太冲、行间、章门、期门、日月、阳陵泉、阴陵泉、三阴交、肝俞、胆俞、脾俞、足三里等。

（二）经络学说

经络证治是以经络学说为主要依据的辨证论治方法。主要是根据经络的循行分布（包括经络的交接、交叉、交会）、属络脏腑、联系器官、生理功能、病候特点等来确定疾病的经络归属，从而选择相应的经络治疗方法。多适用于体表部位的肌肉、关节、组织、器官的病变。

1. 经络辨证

经络病症有广义、狭义之分。广义经络病症包括经络所属的脏腑病症在内，合称"脏腑、经络病症"；狭义的经络病症则是指脏腑以外的肌肉、皮毛、筋脉、骨节及五官九窍的病症。常见的有局部红、肿、热、痛（拒按）、抽搐的实性病症和肢冷、麻木、痿软、瘫痪的虚性病症。

1）辨证归经

辨证归经是以临床证候表现为依据的归经形式。主要是根据《灵枢·经脉》所载十二经脉病候（即"是动病""所生病"）予以归经。例如症见"肺胀满，膨膨而喘咳，缺盆中痛，甚则交两手而瞀"或"咳，上气喘渴，烦心胸满，臑臂内前廉痛厥"等就归入手太阴肺经。症见"（下）齿痛、颈肿……目黄、口干、鼽衄、喉痹、肩前臑痛，大指次指痛不用"等就归入手阳明大肠经；舌本强痛归足太阴脾经；舌干、嗌干归足少阴肾经等。

2）辨位归经

辨位归经是直接按病变部位作为依据的一种归经形式。清代陈士铎《洞天奥旨》曰："内有经络，外有部位，部位者，经络之外应也。"由于十二经脉在人体的分布既有明确的部位所在，又有一定的规律可循，所以可根据疾病发生的不同部位来判断是何经的病症，这在经络辨证中是至关重要的一环，临床应用十分普遍。例如头痛，根据经脉在头部的分区而论，前额为阳明之位；侧头为少阳分野；后枕为太阳所在；巅顶为厥阴所属。牙痛结合手阳明经入下齿龈、足阳明经入上齿龈而分别归入手、足阳明经；肢体风湿痹痛也可按照经脉的循行分布情况来明辨。如果风寒湿邪侵袭某一经脉，导致该经脉闭阻不通，则可沿经脉出现肌肉酸楚冷痛，关节屈伸不利。经脉不通则气血不行，气血不至则经脉失养，又可出现肌肤麻木不仁，筋肉痿软瘫痪。一般而言，局部症见红肿、青紫、痉挛、发热、痛而拒按属实；寒凉、麻木、痿弱、瘫痪、痛而喜按属虚。

在某一病变部位有数经分布时，还必须结合其他兼证考虑归经。例如胁痛涉及足少阳、足厥阴、足太阴三经，兼有口苦、目黄者归足少阳胆经；伴心烦、易怒、呕逆者归足厥阴肝经；另见脘腹胀满、大便稀溏者归足太阴脾经。舌体病变涉及手足少阴、足太阴三经，口舌生疮兼尿赤、尿道灼热而痛者归手少阴心经；舌干兼腰膝酸软、耳鸣者归足少阴肾经；舌本强痛兼腹胀、纳差者归足太阴脾经。

3）经络诊察归经

经络诊察归经是根据经络具有诊断疾病的作用而确立的一

种归经方法。包括经络望诊、经穴触诊、经络电测定、知热感度测定几种形式。

（1）经络望诊。望诊是中医学四诊之首。经络望诊归经法主要是通过观察经脉循行部位在色泽、润燥及组织形态等方面所表现出来的一系列病理变化来分析是属于何经的病变。由于脏腑有病能够通过经络反应到体表的相应部位，出现种种特异的、可见的"经络现象"，故可借以诊断疾病。例如上肢内侧前缘出现"红线"（即皮下出血线）即归入手太阴肺经，此往往是呼吸道病变的反应；下肢内侧后缘出现脱毛，就归入足少阴肾经，提示泌尿生殖系统病变；上肢外侧前缘或后缘出现丘疹、水疱或疮疖，则分别归入手阳明大肠经或手太阳小肠经，往往表明肠道病变，多见于肠道梗阻的患者。古代外科医家常常按疮疡痈疖的发生部位归经论治，不但可以提高治疗效果，而且对判断预后也有一定的参考价值。故宋代窦材《扁鹊心书》中曰："昔人望而知病者，不过熟其经络故也。"

（2）经穴触诊。经穴触诊又称"经穴按压""经穴切诊"，其是根据内脏有病会通过经脉的传导在体表出现各种不同病理反应区或反应点的原理，在一定的经络循行部位或有关腧穴上进行触扪、按压，寻找和体验各种阳性反应，从而判断病在何经。结合针灸临床，可分为循经按压和穴位按压两个方面。

循经按压。《灵枢·刺节真邪》曰："用针者，必先察其经络之实虚，切而循之，按而弹之，视其应动者，乃后取之而下之。"提出了一个循经按压、寻找异常反应的方法。循经按压的方法一般是用拇指指腹沿经脉路线轻轻滑动，进行爪切、扣按，或用拇、示二指沿经轻轻搓捏，以探索肌肤浅层的异常反应。对肌肉丰满厚实部位稍用力，通过按压、揉动以探索肌肉深层的异常变化。循经按压所得的异常反应，可有循经疼痛（酸痛、抽痛、压痛）、敏感、麻木、寒凉、灼热或肿块、结节、条索状反应物等。《素问·刺腰痛》所记"循之累累然"（结节状物）、"痛如小锤居其中"（肿块），《素问·骨空论》所记"坚痛如筋者"（条索状反应物）均属此类。不同性质的疾病有着不同形式的阳性反应。阳性反应物在何经，即可判定为何经的病变。

穴位按压。《灵枢·百病始生》曰："察其所痛，以知其应。"穴位按压所得的异常反应有压痛、敏感、麻木、迟钝、舒适或皮下组织隆起、结节、松软、凹陷等。《素问·刺腰痛》所记"在郄中结络如黍米"，就是穴处有结节出现的病理反应。上述种种病理反应尤其在特定穴上体现最为明显，例如腹募、背俞穴出现压痛、过敏、迟钝或有舒适感，常提示相应脏腑的病变，即可归入相应经脉。中府压痛，提示肺经的病变；巨阙、膻中过敏或迟钝，可判为心经、心包经的病变；肾俞下按之空软表明肾和肾经虚弱；膀胱俞下有结节、隆起，多为膀胱经病变，可见于膀胱结石；三阴交压痛，病变在足三阴经，多见于泌尿生殖系统疾患；阳陵泉下出现条索状物，可提示肝、胆二经的病变或身体有扭挫伤；阑尾炎患者常在足三里与上巨虚之间的阑尾处有压痛，病归手足阳明经。

2. 按经论治

按经论治是在经络辨证的基础上，遵照循经取穴的原则，病在何经即在该经及与该经相关的经脉上选穴施治。

1）十二经证治

十二经脉的证候表现可分为经脉所属脏腑的病变、经脉循行所过部位的病变和相应组织器官病变三个方面。各经的这些病变即是本经腧穴主治作用的适应范围。现结合《灵枢·经脉》《灵枢·邪气脏腑病形》《素问·脏气法时论》的有关记载，对十二经脉的证治综合归纳如下。

（1）手太阴肺经证治。

咳嗽，气短，喘息，胸部胀闷，鼻塞，咽痛，恶寒发热，汗出恶风，小便频数量少，上肢内侧前缘沿经酸楚疼痛、麻木。治宜宣肺调气、通经活络，虚补实泻，寒甚加灸。以本经取穴为主，配以手阳明、足太阳经穴。如中府、太渊、列缺、尺泽、孔最、少商、合谷、曲池、迎香、偏历、风门、肺俞、膻中、大椎等。

（2）手阳明大肠经证治。

手三阳经证候以经脉循行所过部位病变和相应组织器官病症为主。本经证候为上肢外侧前缘沿经酸楚疼痛、麻木，上肢酸软无力、活动受限、肌肉萎缩、瘫痪失用，颈肿，肩痛，鼻塞，流涕，鼻衄，下齿疼痛，咽喉肿痛，面痛，面瘫，面痉挛，腹痛，肠鸣，泄泻，下痢，痔疮，便秘等。治宜通经活络、调理肠道，虚补实泻，寒甚加灸。以本经取穴为主，配以手太阴、足阳明经穴。如合谷、曲池、三间、肩髃、手三里、迎香、列缺、孔最、足三里、天枢、上巨虚、中脘、大肠俞等。

（3）足阳明胃经证治。

胃脘胀痛，食欲减退，呕吐，腹痛，肠鸣，泄泻，痢疾，便秘，发热，下肢外侧前缘沿经酸楚疼痛、麻木，下肢酸软无力、活动受限、肌肉萎缩、瘫痪失用，颈肿，咽喉疼痛，上齿疼痛，鼻病，目疾，面痛，面瘫，面痉挛，前额疼痛等。治宜调理胃肠、通经活络、虚补实泻，寒甚加灸。以本经取穴为主，配以足太阴经穴及本腑的募穴、背俞穴。如足三里、上巨虚、下巨虚、丰隆、内庭、梁丘、天枢、梁门、地仓、颊车、下关、四白、头维、公孙、大横、三阴交、合谷、中脘、胃俞等。

（4）足太阴脾经证治。

脘腹胀满，泄泻，食欲不振，黄疸，水肿，身重乏力，月经不调，崩漏，下肢内侧前缘沿经酸楚疼痛、麻木，舌根强直。治宜健脾和胃、通经活络，虚补实泻，寒甚加灸。以本经取穴为主，配以足阳明经穴及本脏的募穴、背俞穴。如太白、隐白、公孙、三阴交、地机、血海、阴陵泉、大横、梁门、水道、丰隆、足三里、章门、脾俞等。

（5）手少阴心经证治。

胸痛，心悸，心痛，心烦，失眠，神志失常，咽干，口舌生疮，上肢内侧后缘沿经酸楚疼痛、麻木，手心热痛。治宜调理心神、通经活络，虚补实泻，寒甚加灸。以本经和手厥阴经穴为主，配以本脏的募穴、背俞穴。如神门、通里、阴郄、少府、少海、大陵、内关、间使、郄门、巨阙、膻中、心俞、厥阴俞等。

（6）手太阳小肠经证治。

上肢外侧后缘沿经酸楚疼痛、麻木，肩胛痛，咽喉疼痛，颊肿，目黄，耳鸣，耳聋，少腹疼痛，肠鸣，泄泻，小便短赤。治宜通经活络、调理肠道，虚补实泻，寒甚加灸。以本经取穴为主，配以足阳明经穴和本腑的募穴、背俞穴。如后溪、腕骨、小海、肩贞、天宗、颧髎、听宫、足三里、下巨虚、中脘、关元、小肠俞等。

（7）足太阳膀胱经证治。

遗尿，小便不利，少腹胀满，神志失常，各种脏腑病、五官病，下肢后面沿经酸楚疼痛、麻木，项背腰骶部疼痛，恶寒，发热，后枕部痛。治宜调理膀胱、通经活络，虚补实泻，寒甚加灸。以本经取穴为主，配以本腑募穴。如天柱、大杼、风门、诸背俞穴、次髎、秩边、殷门、委中、委阳、承山、昆仑、申脉、京骨、中极、关元、太溪、三阴交等。

（8）足少阴肾经证治。

本经病变以虚证为主，症见遗尿，小便不利，遗精，阳痿，月经不调，男子不育，女子不孕，虚喘，咯血，失眠，多梦，下肢内侧后缘沿经酸楚疼痛、麻木，腰痛，足心热，咽干喉燥，近视，视物昏花，耳鸣，耳聋。治宜补肾培元、通经活络，针灸并用，多用补法。以本经取穴为主，配以任脉、足太阳经穴。如太溪、复溜、照海、涌泉、大赫、肾俞、次髎、秩边、命门、气海、关元、三阴交等。

（9）手厥阴心包经证治。

除经脉病为沿上肢内侧正中酸楚疼痛、麻木之外，其余均同手少阴心经证治。

（10）手少阳三焦经证治。

上肢外侧正中沿经酸楚疼痛、麻木，肩、颈、耳后疼痛，耳鸣、耳聋，偏头痛，咽喉疼痛，腹胀，水肿，遗尿，小便不利。治宜通经活络、疏调三焦，虚补实泻，寒甚加灸。以本经取穴为主，配以足少阳、足太阴经穴及本腑的募穴、背俞穴、下合穴。如阳池、中渚、外关、支沟、翳风、角孙、耳门、风池、阳陵泉、足临泣、三阴交、阴陵泉、石门、三焦俞、委阳等。

（11）足少阳胆经证治。

黄疸，口苦，目黄，身黄，尿黄，惊恐，失眠，下肢外侧正中沿经酸楚疼痛、麻木，胁肋疼痛，偏头痛，目疾，耳鸣，耳聋。治宜疏肝利胆、通经活络，虚补实泻，寒甚加灸。以本经取穴为主，配以手少阳、足厥阴经穴。如丘墟、侠溪、足临泣、悬钟、光明、阳陵泉、风市、环跳、日月、率谷、风池、听会、支沟、外关、期门、太冲、肝俞、胆俞等。

（12）足厥阴肝经证治。

胁肋胀痛，黄疸，口苦，食欲减退，嗳气呕逆，心烦易怒，下肢内侧正中酸楚疼痛、麻木，疝气，面瘫，头晕目眩，头顶痛，近视，夜盲，视物昏花，目赤肿痛。治宜疏肝理气、通经活络，虚补实泻，寒甚加灸。以本经取穴为主，配以足少阳、足少阴经穴。如太冲、行间、大敦、曲泉、章门、期门、侠溪、阳陵泉、光明、风池、日月、太溪、复溜、涌泉、足三里、百会、肝俞等。

2）奇经八脉证治

关于奇经八脉证治，古代医家为我们积累了丰富的经验。总的来说，凡女子经、带、胎、产、乳诸疾多从任、督、冲、带四脉论治；里证多从阴维脉论治；表证多从阳维脉论治；运动功能失调、神志病（如癫痫、狂证、癔症、失眠、多寐）多从督脉、跷脉论治。实则气滞血瘀、脉络闭阻，治宜宣通；虚则气血不足、脉络失养，治宜温补，佐以宣通。重用八脉交会穴。

（1）任脉证治。

《素问·骨空论》曰："任脉为病，男子内结七疝，女子带下瘕聚。"这是任脉病的辨证提纲。概括了以泌尿、生殖疾患为主的下焦病变，如尿频，遗尿，小便失禁，癃闭，男子遗精、阳痿、早泄、精衰不育，女子带下、崩漏、月经不调、腹内肿块、不孕等。除此之外，还有消化、呼吸、心神方面的部分病症，如腹痛、腹泻、喘息、胸闷、癫疾、癔症等。施治法则是调理三焦、宽胸和胃，胸部以针为主，腹部以灸为主或针灸并用，虚补实泻。常用主穴有中极、关元、气海、神阙、中脘、巨阙、膻中、天突、廉泉、承浆、列缺。

（2）督脉证治。

《素问·骨空论》曰："督脉为病，脊强反折……女子不孕，癃，痔，遗溺，嗌干。"这是督脉病的辨证提纲。以运动机能失调、神志疾患为主，兼有泌尿、生殖、消化系统病症。施治法则是疏调经气、安神定志，虚补实泻。常用主穴有长强、腰阳关、命门、至阳、身柱、大椎、哑门、风府、百会、水沟、素髎、后溪。

（3）冲脉证治。

《素问·骨空论》曰："冲脉为病，逆气里急。"这是冲脉病的辨证提纲。包括胸痛，胸闷，气上冲心，呼吸不畅，脘腹胀痛，挛急不舒等症。此外，也有女子月经失调、崩漏、带下、不孕，男子遗精、阳痿、精衰不育等。施治法则是宽胸和胃、平气降逆。冲脉本身没有腧穴，借助与各经的交会穴发挥治疗作用。交会穴有会阴、阴交、气冲、横骨、大赫、俞府、公孙。

（4）带脉证治。

《难经·二十九难》曰："带之为病，腹满，腰溶溶如坐水中。"这是带脉病的辨证提纲。实者症见湿热带下，肢体寒湿痹痛；虚者症见久带不愈，月经失调，子宫脱垂，疝气，腰腹弛缓无力，下肢痿弱瘫痪。施治法则是清热利湿、调经止带。交会穴有命门、章门、带脉、五枢、维道、足临泣。

（5）阴维脉证治。

《难经·二十九难》曰："阴维为病，苦心痛。"这是阴维脉病的辨证提纲。盖阴维脉主一身之里，若阴气内结，则可出现胸胁支满，脘腹冷痛等，故里证、虚寒之证多从阴维脉论治。施治法则是温中散寒、理气止痛。交会穴有天突、廉泉、筑宾、期门、冲门、府舍、大横、腹哀、内关。

（6）阳维脉证治。

《难经·二十九难》曰："阳维为病，苦寒热。"这是阳维脉病的辨证提纲。盖阳维脉主一身之表，若阳气外盛，则可出现恶寒发热，头项强痛，一身尽痛等，故外感表证多从阳维脉论治。施治法则是疏散表邪、调和营卫。交会穴有哑门、风府、风池、头维、外关。

（7）阴跷脉证治。

《难经·二十九难》曰："阴跷为病，阳缓而阴急。"这是阴跷脉病的辨证提纲，指踝关节以上部位的皮肉、筋脉外侧弛缓，内侧拘急。因为跷脉主肢体运动和眼的开合功能，故阴跷脉病还有腰髋疼痛连及阴中，癫痫夜发，思睡多寐，喉痛，失音等。施治法则是疏调经气、醒脑开窍，可针可灸，泻阴补阳。交会穴有睛明、交信、照海。

（8）阳跷脉证治。

《难经·二十九难》曰："阳跷为病，阴缓而阳急。"这是阳跷脉病的辨证提纲，指踝关节以上部位的皮肉、筋脉内侧弛缓，外侧拘急。此外，还有腰背疼痛，角弓反张，失眠，狂躁，癫痫昼发等。施治法则是疏调经气、镇静宁神。交会穴有风府、承泣、地仓、风池、睛明、仆参、申脉。

二、天灸疗法的传统中医机制

传统中医学根据太阳历的节气理论，在一年中之长夏与冬季里选取两个节令，进行体质的改善或疾病的预防，特别是阳虚质和肺系疾病等，这即是所谓的"热在三伏，冷在三九"。"伏"和"九"都是四季中比较特殊的时令，前者在盛夏，后者在隆冬。因为"伏"和"九"都是四季气候中变化的转折点，是寒热的交替点，根据"天人相应"的观点，这两个节气在中医学方面的应用比较多，如三伏天灸和三九天灸。

三伏天灸理论源于"天人相应"及"冬病夏治"理论。自然界规律影响人体的生理功能，人体生命活动受自然规律的约束和支配，这就是"天人相应"理论。《灵枢·刺节真邪》述："人与天地相应，与四时相副，人参天地。"一年分四季，存在春生夏长秋收冬藏的自然规律，故人也应顺自然春养生、夏养长、秋养收、冬养藏。古代医家们提出了"春夏养阳，秋冬养阴"的学说，三伏天灸疗法的理论基础"冬病夏治"也正是源于此。清代医家张志聪提出"春夏阳盛于外而虚于内，故当养其内需之阳"，在三伏天，人体应四时而阳气最为旺盛，但阳气随气血偏行于外表，在内则相对不足。三伏天灸在此时将药物和穴位的功效相结合，给予机体温阳补益的治疗，借助自然界之阳气生发，乘其势而治之，最易祛除体内沉积的寒邪，从而达到阴平阳秘，冬病夏治的疗效。三伏天灸使用广泛，选用的发疱药物也较多，如白芥子、斑蝥、毛茛、附子、大蒜、生姜、毛盐、黑泥、石膏等。如《张氏医通》中记载治疗冷哮经典天灸方为"白芥子一两，延胡索一两，甘遂、细辛各半两，麝香半钱，姜汁调涂"，后世应用十分广泛。清代吴师机《理瀹骈文》中记载众多天灸临床医案及验方，将天灸应用范围扩大到内、外、妇、儿、五官、皮肤科等的疾病。吴师机也将天灸剂型发展为膏、丹、丸、饼、泥等。三伏天灸根据病和证的不同，辨证选择穴位，再将刺激性药物贴敷在穴位上，刺激经络腧穴，发挥腧穴本身的治疗作用，并通过经络调整脏腑气血阴阳，进而产生补益治疗效果，正如吴师机认为"须知外治者，气血流通既是补，不药补亦可"。三伏天灸虽为外治之法，但其有外惹内效之功，通过药物外用却能对机体内部及整体起到调整治疗的作用。正如吴师机所言："外治之理即内治之理，外治之药也即内治之药，所异者法耳。"外用药物要起到内治效果，机体对药物的吸收是重要环节。三伏时节天气炎热、阳气旺盛、气血运行偏于外表，肌肤腠理疏松，药物能刺激使局部血管扩张、加速血液循环。药物的发疱刺激引起局部皮肤细胞蛋白质可逆性结构变化形成疏松组织，导致局部皮肤渗透性增加。三伏天灸多选用性温热，具有较强刺激性，甚至力猛有毒的药物，如附子、白芥子、细辛、斑蝥、毛茛、延胡索、姜、生半夏、生南星等。其皆有通经活络、走窜开窍之效，循外治法"膏中用药，必得通经走络，开窍透骨、拔毒外出之品为引"之精要。

三九天灸是依据祖国医学"子午流注，适时开穴""天人相应"的理论，顺应四时特性所诞生的一种"内病外治"疗法，是中医"因时制宜"的具体体现，是预防和治疗一些慢性虚寒性疾病和季节性发作疾病的有效措施之一。根据阴阳学说中的"冬至一阳生，夏至一阴生"，在一年的气候变化中"冬至"与"夏至"是阴阳转化的两个转折点。从冬至开始，阳气开始复生，阴气开始消退，到了夏至，阳气的胜复达到了顶点，同时阴气的消退也趋于尽头。从夏至开始，阴气开始复生，阳气开始消退，到了冬至，阴气的胜复达到了顶点，同时阳气的消退也趋于尽头。三九天灸治疗的疾病是冬病，好发于寒冷季节，当冬至来临时，患者阴气的胜复同样达到了顶点，阳气的消退也趋于尽头，而三九天灸给予温阳治疗，借助大自然阳升阴降的趋势和力量，促使人体的阳升阴降，以阳克寒，化解患者体内的阴寒之气，将冬病之邪消灭在蛰伏状态，从而达到治愈疾病或抑制其复发之目的。再者，"膏中用药味，必得通经走络，开窍透骨，拔病外出之品为引"（《理瀹骈文》），敷贴多采用温热辛散、芳香透络、祛毒拔邪之品，芳香化浊，醒脾透络，振奋人体阳气，以祛邪。此外，穴位是经络之气交会输注的部位，三九天灸在穴位敷贴，一方面，药物经皮肤吸收，随经脉的循行，导入脏腑，直达病所，发挥药物的"归经"作用；另一方面，激发周身之经气，振奋人体相应的脏腑功能，达到疏通表里、沟通经络，促使气血流通，脏腑安和，阴平阳秘的效果。故三九天灸可使人体阳气充足，增强冬季抵抗严寒的能力，减轻发病症状或者彻底根治原发病。三九天灸是三伏天灸的补充，可加强和巩固三伏天灸的疗效，夏养三伏，冬补三九，冬夏共治，疗效相得益彰。

三、天灸疗法的现代医学机制

1. 局部作用

三九天灸所采用的药物大都带有较强的刺激性能，可使皮肤发疱，局部血管扩张，从而促进血液循环，改善周围组织营养。穴位贴药可以通过刺激穴位，以及药物的吸收、代谢，对机体的有关物理、化学感受器产生影响，反射性地调整大脑皮层和自主神经系统的功能，从而达到防病、治病的目的。药物本身也可透过特异的腧穴，使有效成分通过血液循环到达病处，发挥其药理效应，且经络腧穴对药物刺激做出较强反应，将药物作用放大，其疗效是经络腧穴与药物二者共同作用的结果。有研究表明皮肤屏障通常在皮肤发生病变或被破坏时变得薄弱而药物分子的渗透阻力大大下降，三九天灸局部发疱的作用增加了皮肤的渗透性，更利于药物发挥作用，而且，以经络和穴位为载体和通道有别于血管和血液，经络穴位与周围皮肤相比，经络穴位处皮肤具有阻抗低、电容大、电位高的电学特性，更有利于药物的透皮吸收。

2. 全身作用

三九天灸主要是通过调节机体的免疫功能而发挥作用。三九天灸能促进机体免疫细胞的合成和提高免疫细胞的活性，从而提高机体的细胞免疫和体液免疫功能。改善下丘脑-垂体-肾上腺皮质系统的内分泌功能，通过降低患者的白细胞介素恢复和促进脾淋巴细胞活性，具有正向免疫调节作用。激活体内细胞的活性，加快代谢，促使血管扩张，激活细胞膜腺苷酸环化酶，使腺苷酸环化酶催化细胞内血浆环磷酸腺苷（cAMP）的合成，提高cAMP的水平，可有效地协调平滑肌的舒张功能，调节肌细胞膜的电位效应。再者，cAMP生成增多，cAMP能使蛋白激酶A活化，抑制脱颗粒，从而减轻炎症介质所引起的慢性炎症反应。即通过增强一些能提高机体免疫功能的酶的活性，起到免疫增强剂的作用。另外，三九天灸可增强免疫器官功能，增强T淋巴细胞的增殖能力，明显提高T淋巴细胞的应答能力，提高自然杀伤细胞的活性，提高细胞免疫功能，从而使人体各脏器的功能恢复平衡，增强机体免疫力，降低机体过敏状态，真正改善体质，达到防病治病的目的。

第三节　天灸常用药物

　　天灸所用的药材皆为生活中比较常见、常用的，取材方便，制作简单，行之有效。在操作及疗效等方面，具有简便性、高效性等优点，真正体现了中医的特点，值得在临床中广泛应用。现简单对相关药物作进一步介绍。

一、醋甘遂

【性味归经】苦，寒。归肺、肾、大肠经。

【功能主治】泻水逐饮，消肿散结。

【临床应用】用于水肿胀满，胸腹积水，痰饮积聚，气逆咳喘，二便不利，风痰癫痫，痈肿疮毒。

【注意事项】有毒。

二、细辛

【性味归经】辛，温。归心、肺、肾经。

【功能主治】解表散寒，祛风止痛，通窍，温肺化饮。

【临床应用】用于风寒感冒，头痛，牙痛，鼻塞流涕，鼻衄，鼻渊，风湿痹痛，痰饮喘咳。

【注意事项】有小毒。

三、花椒

【性味归经】辛，温。归脾、胃、肾经。

【功能主治】温中止痛，杀虫止痒。

【临床应用】用于脘腹冷痛，呕吐泄泻，虫积腹痛；外治湿
　　　　　　　疹，阴痒。

四、白芥子

【性味归经】辛，温。归肺经。

【功能主治】温肺豁痰利气，散结通络止痛。

【临床应用】用于寒痰咳嗽，胸胁胀痛，痰滞经络，关节麻
　　　　　　　木、疼痛，痰湿流注，阴疽肿毒。治疗冷哮日
　　　　　　　久，可与细辛、甘遂、麝香等研末，于夏令外敷
　　　　　　　肺俞等穴。治痰湿阻滞经络之肢体麻木或关节肿
　　　　　　　痛，可配伍马钱子、没药、肉桂等，亦可单用研
　　　　　　　末，醋调敷患处。

【注意事项】白芥子油对皮肤黏膜有刺激作用，能引起充血、
　　　　　　　灼痛，甚至发疱。皮肤过敏者慎用。

五、醋延胡索

【性味归经】辛、苦，温。归肝、脾经。

【功能主治】活血，行气，止痛。

【临床应用】用于胸胁、脘腹疼痛，胸痹心痛，经闭痛经，产后瘀阻，跌扑肿痛。

六、桂枝

【性味归经】辛、甘，温。归心、肺、膀胱经。

【功能主治】发汗解肌，温通经脉，助阳化气，平冲降气。

【临床应用】用于风寒感冒，脘腹冷痛，血寒经闭，关节痹痛，痰饮，水肿，心悸，奔豚。

七、生姜

【性味归经】辛，微温。归肺、脾、胃经。

【功能主治】解表散寒，温中止呕，化痰止咳，解鱼蟹毒。

【临床应用】用于风寒感冒，胃寒呕吐，寒痰咳嗽，鱼蟹中毒。

八、吴茱萸

【性味归经】辛、苦，热。归肝、脾、胃、肾经。

【功能主治】散寒止痛，降逆止呕，助阳止泻。

【临床应用】用于厥阴头痛，寒疝腹痛，寒湿脚气，经行腹痛，脘腹胀痛，呕吐吞酸，五更泄泻。

【注意事项】有小毒。

九、小茴香

【性味归经】辛，温。归肝、肾、脾、胃经。

【功能主治】散寒止痛，理气和胃。

【临床应用】用于寒疝腹痛，睾丸偏坠胀痛，痛经，少腹冷痛，脾胃虚寒气滞，脘腹胀痛，食少吐泻。

十、川芎

【性味归经】辛，温。归肝、胆、心包经。

【功能主治】活血行气，祛风止痛。

【临床应用】用于胸痹心痛，胸胁刺痛，跌扑肿痛，月经不调，经闭痛经，癥瘕腹痛，头痛，风湿痹痛。

十一、砂仁

【性味归经】辛，温。归脾、胃、肾经。

【功能主治】化湿开胃，温脾止泻，理气安胎。

【临床应用】用于湿浊中阻，脘痞不饥，脾胃虚寒，呕吐泄泻，妊娠恶阻，胎动不安。

十二、羌活

【性味归经】辛、苦,温。归膀胱、肾经。

【功能主治】解表散寒,祛风除湿,止痛。

【临床应用】用于风寒感冒,头痛项强,风湿痹痛,肩背酸痛。

十三、桔梗

【性味归经】辛、苦,平。归肺经。

【功能主治】宣肺止咳,利咽祛痰,排脓。

【临床应用】用于咳嗽痰多,胸闷不畅,音哑,肺痈吐脓,疮疡脓成不溃。

十四、麝香

【性味归经】辛,温。归心、脾经。

【功能主治】开窍醒神,活血通经,消肿止痛。

【临床应用】用于热病神昏,中风痰厥,气郁暴厥,中恶昏迷,血瘀经闭,癥瘕,胸痹心痛,心腹暴痛,跌扑伤痛,痹痛麻木,难产死胎,痈肿,咽喉肿痛。

【注意事项】孕妇禁用。

十五、墨旱莲

【性味归经】甘、酸，寒。归肾、肝经。

【功能主治】滋补肝肾，凉血止血。

【临床应用】用于肝肾阴虚，牙齿松动，须发早白，眩晕耳鸣，腰膝酸软，阴虚血热吐血、衄血、尿血、血痢、崩漏下血，外伤出血。

十六、斑蝥

【性味归经】辛，热。归肝、胃、肾经。

【功能主治】破血逐瘀，散结消癥，攻毒蚀疮。

【临床应用】用于癥瘕，瘀滞经闭，顽癣，赘疣，瘰病，痈疽不溃，恶疮死肌。治顽癣，《外台秘要》以本品微炒研末，蜂蜜调敷。治痈疽肿硬不破，《仁斋直指方》用本品研末，和蒜捣膏贴之，可攻毒拔脓。此外，本品外敷，有发疱作用，以治多种疾病，如面瘫、风湿痹痛等。

【注意事项】本品有大毒，孕妇禁用。外用对皮肤、黏膜有很强的刺激作用，能引起皮肤发红、灼热、起疱，甚至腐烂，故不宜久敷和大面积使用。

十七、五倍子

【性味归经】酸、涩，寒。归肺、大肠、肾经。

【功能主治】敛肺降火，涩肠止泻，敛汗，固精止遗，止血，收湿敛疮。

【临床应用】用于肺虚久咳，肺热痰嗽，久泻久痢，自汗，盗汗，遗精，滑精，崩漏，便血痔血，外伤出血，痈肿疮毒，皮肤湿烂。

第四节 天灸药物制作

根据不同的灸方，天灸药物也呈现不同的特色，有做成软膏剂的，也有做成散剂的，目前应用最广泛的为软膏剂，因软膏剂有着使用方便、起效快、疗效显著等优点。

现在简单介绍一下如何制作天灸药物。

一、制作工具

（一）粉碎工具

图片为连续式粉碎机组，由主机、旋风分离器、脉冲除尘箱、引风机、控制柜等部分组成。经过机器的运转后，大部分的药材可以达到60目至80目的粒度。

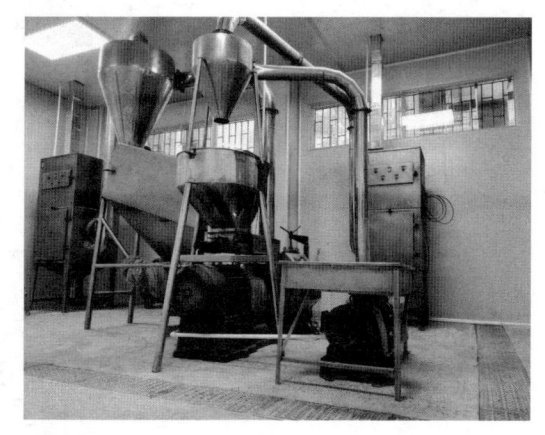

（二）筛滤工具

1. 振动筛和筛网

将粉碎过的药粉再次经过振动筛和筛网筛滤，让其达到相应的目数，如80目。

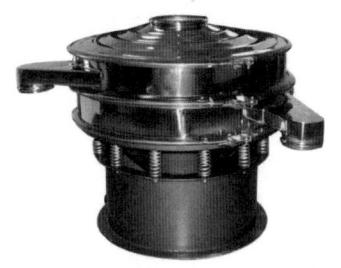 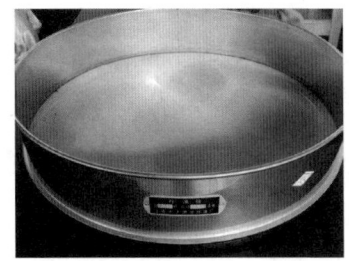

2. 过滤袋

过滤袋主要是用于有汁水的中药，比如生姜。洗净生姜，将其粗碎后用过滤袋包裹用压汁器压榨取其汁液。

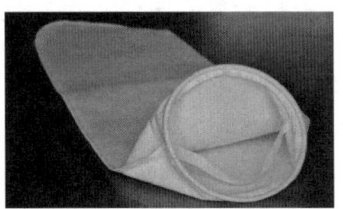

（三）压汁器

压汁器可用于榨取汁液。

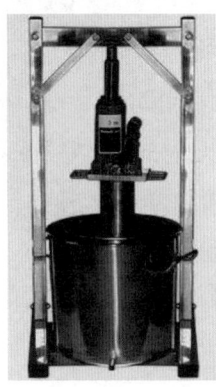

二、药物粉碎方法

由于药材的性质、性状、硬度不同，粉碎方法也随之而异，粉碎方法主要有以下几种。

1. 混合粉碎法

将处方中的全部药物掺和均匀，用粉碎机制成粉末。

2. 分别粉碎法

有些药物混合粉碎不能成粉时，必须分开研碎或先与少量药物串研，主要有以下几类药物。

（1）质软而黏的药物，必须与少量其他药物粗末同捣（或轧）成饼状，干燥后再轧成细粉，即串研法。

（2）含有油脂的种子类药物必须先将一般药物轧为细粉，过筛，然后再将此类药物轧碎如泥状，陆续加入一般药物的细粉内，共轧至极细粉过筛，即所谓串油法。但此类药物如果处方中比例较小，亦可与群药同轧。

（3）含有胶性的药物及细小的植物药均须先轧成细粉，再与一般药物的细粉陆续兑研，始能均匀。

（4）含有水分较多的药物须先轧成糊状，再与一般药物混合均匀。

（5）粉末药品不必再研，可先将一般药轧细后，再与粉末药混匀过筛。

（6）细料药的粉碎，在处方中，有些药物用量较少或价格昂贵，必须分别另研，以免损耗过大。这些药物可事先分别粉碎，在配制成药时，按量取用。如冰片：冰片在乳钵中研磨

时，易附于石臼及石臼锤上，且易粘连成饼，可先用湿毛巾将
石臼湿润再研；麝香：须先拣除杂质（如皮、膜、毛），置石
臼内研磨，筛取粗末再研，如此反复操作，至全部研细即可。

三、制作方法

因散剂与膏剂使用方便，这里主要讲述这两种剂型的制作
方法。

（一）散剂制作方法

散剂系指一种或数种药物经粉碎、混合而制成的粉末状剂
型，进行天灸时直接应用于穴位或患处，也可用姜汁等调和
使用。

（1）配药：按照处方将炮制合格的药物称量配齐。

（2）清洁：将药物清洁干净备用。

（3）粉碎：药物的粉碎为散剂的重要操作之一，将清洁后
的药物用粉碎机粉碎。

（4）过筛：药物粉碎后，粉粒大小不同，必须过筛，使粗
粉与细粉分离，以得到大小均匀的药粉。

（5）混合：也是制备散剂的重要过程，混合的均匀程度可
直接影响疗效和外观。

（二）膏剂制作方法

膏剂系指采用适宜的基质将药物制成半固体或近似固体的

一类剂型，膏剂是目前常用的一种天灸药物剂型。天灸所使用的膏剂一般为软膏剂。

（1）配药：按照处方将炮制合格的药物称量配齐。

（2）清洁：将药物清理干净备用。

（3）粉碎与混合：将清洁后的药物用粉碎机粉碎后，均匀混合，用筛子将混合后的药粉中的杂质筛掉。

（4）和药：将混合好的药粉放入盆或搅拌机内，再取蜜汁、醋汁或姜汁（新鲜老生姜去皮后，放入打粉机捣烂，得碎姜块，再用滤袋包裹过滤绞汁，用密闭容器保存在4～8℃低温下，用时倒出）适量倒入，充分混合，搅揉均匀，制作成糊状类药物，这就属于水膏；取动植物油适量倒入药粉中，调剂成膏状或糊状类药物，这就属于油膏。水膏与油膏各自的特点：水膏使用水溶性基质，一般释放药物较快，可吸收组织渗出液，无油腻性，易涂展和洗除，糊剂更因含有多量的粉末，可在基质中形成较多孔隙，有利于皮肤的正常排泄，但水膏由于水的自然蒸发，容易失水干涸；油膏所使用的是油脂性基质，保护及软化作用较强，但药物的释放和穿透作用较弱。

第五节　天灸常见种类

　　天灸的种类按所使用的药物不同，可以分为白芥子灸、墨旱莲灸、细辛灸、甘遂灸、威灵仙灸等，现分别介绍如下。

一、白芥子灸

（一）方药

　　白芥子、延胡索、甘遂、细辛、麝香，姜汁调和。

（二）操作

　　《卫生鸿宝》载："治冷哮法：白芥子净末、延胡索各一两，甘遂、细辛各五钱，共为末，入麝香五分，杵匀，调敷肺俞、膏肓、百劳等穴，涂后麻木疼痛，切勿便去，候二炷香足方去之。十日后涂一次，二次病根去。"现代，白芥子敷灸不仅应用广而且观察的样本数也大。以复方白芥子膏敷灸为主，其配方的成分虽各地有所不同，但基本上是由上述方药加减而成，且日趋规范与固定。

二、墨旱莲灸

（一）方药

墨旱莲适量。

（二）操作

用新鲜墨旱莲捣烂成泥状，挑取适量敷贴于穴位之上，用胶布固定。此法出自王执中的《针灸资生经》"乡居人用旱莲草捶碎，置在手掌上一夫，当两筋中，以古文钱压之，系之以故帛，未久即起小泡，谓之天灸。"现代运用不必强求必须用古文钱压在穴位之上和以故帛拍打，在敷贴后用手轻拍所敷贴穴位，以促进药物吸收即可。每次贴1～4小时，以局部充血潮红或起小疱为度。墨旱莲灸主要用于治疗疟疾等症。

三、蒜泥灸

（一）方药

蒜泥适量。

（二）操作

用蒜泥做灸治材料，直接涂敷患处或穴位。古代称此法为水灸，如《理瀹骈文·续增略言》云："治痨病人未全虚者，水灸法：用白鸽粪、净灵脂、白芥末各五钱，生甘草二钱，研末。加大蒜五钱同捣，入醋化麝一分，摊脊上，皮纸盖一炷香。七日一灸。"今用此法又与古代略同。其一是单纯用蒜泥的方法，将紫皮蒜（生用）去皮捣成泥，敷贴施灸部位1～3小时，局部起疱，患者感觉灼痛，即取下。适用于虚劳证。贴合谷、鱼际可治喉痹；敷涌泉治咯血、衄血。其二是以蒜泥为主，随病情需要加配其他药物研末调和，敷贴于施灸部位，以起疱为度。如果配以斑蝥、白矾、冰片等，敷贴小儿太阳穴治高热惊厥，其效佳。

四、斑蝥灸

（一）方药

斑蝥、醋或甘油各适量。

（二）操作

取斑蝥适量研为细末，以醋或甘油调和，敷于穴位上。斑蝥（有效成分是斑蝥素）对皮肤、黏膜有发赤、发疱作用，刺激性很强，但其组织穿透力却较微弱，因此作用较缓慢，仅有中度疼痛，通常不涉及皮肤深层，所成的疱很快痊愈而不留瘢痕。每次敷贴以局部起疱为度。主要用于银屑病、神经性皮炎、关节疼痛等症。斑蝥有毒，皮肤能少量吸收，经肾排泄，肾病患者禁用。

五、细辛灸

（一）方药

细辛适量，醋少许。

（二）操作

取细辛适量研末，以醋调为泥状挑取少许敷贴于穴位。每次敷贴1～2小时。细辛灸主要用于敷贴涌泉治疗口腔炎或敷贴于神阙治疗虚寒腹泻、脾阳不足之证等。

六、吴茱萸灸

（一）方药

吴茱萸、醋各适量。

（二）操作

取吴茱萸研末，加入适量醋调和均匀，敷贴穴位上，用胶布固定。每日敷灸1次。吴茱萸灸主要用于敷贴涌泉治疗高血压、口腔溃疡及小儿水肿等。必要时，可取适量黄连研末加入调和成膏状，敷贴涌泉治疗急性扁桃体炎。

七、五倍子灸

（一）方药

五倍子、何首乌各等份，醋适量。

（二）操作

取五倍子、何首乌研末，加入醋调和成膏状，敷于穴位上，用胶布固定。五倍子灸可用于小儿遗尿症的治疗，于晚上临睡前将药物敷于小儿肚脐（神阙）上，次日起床时取下。

第六节 天灸常用穴位及功效

一、任督脉

（一）任脉

1. 经脉循行

任脉起于小腹内，下出于会阴，向前沿腹中线上行，直抵咽喉部，再上行绕口唇抵目眶下。诸阴经会聚于任脉，故称为"诸阴脉之海"，具有调全身诸阴经气的作用。

2. 常用穴位

1）曲骨

【取穴】耻骨联合上缘之中点。

【功用】行气止痛，利尿通淋，固任化湿。

【主治】膀胱及子宫的炎症，小便不利，遗尿，遗精，痛经，月经不调，带下。

2）中极

【取穴】在下腹部，前正中线上，脐中下4寸。

【功用】行气止痛，利尿通淋。

【主治】小便不利，遗尿，癃闭，痛经，阳痿，前列腺肥大。

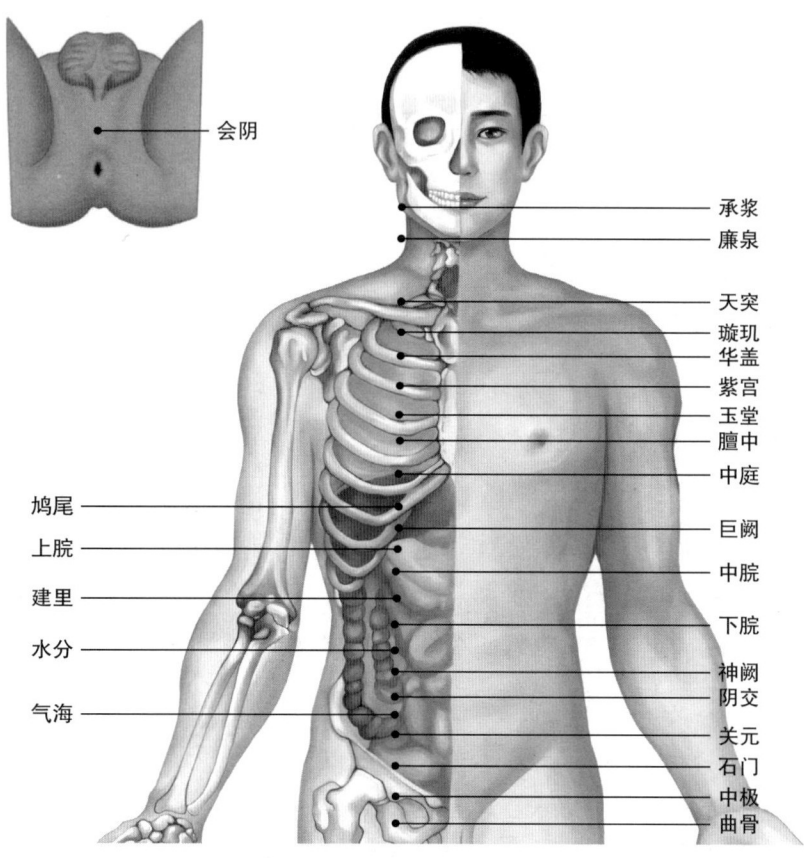

会阴

承浆
廉泉

天突
璇玑
华盖
紫宫
玉堂
膻中
中庭

鸠尾
上脘
建里
水分
气海

巨阙
中脘
下脘
神阙
阴交
关元
石门
中极
曲骨

3）关元

【取穴】在下腹部，前正中线上，当脐中下3寸。

【功用】益肾固本，补益元气，调理冲任，保健用穴。

【主治】中风脱证，虚劳遗精，月经不调，痛经，子宫脱
垂，腹泻，脱肛。

4）气海

【取穴】在下腹部，前正中线上，当脐中下1.5寸。

【功用】补气养气，养生保健常用穴。

【主治】下腹冷痛，崩漏，倦怠乏力及一切真气不足之疾。

5）神阙

【取穴】在腹中部，脐中央。

【功用】温阳散寒，消食导滞。

【主治】中风脱证，顽固性泻痢，绕脐疼痛，肠梗阻，厌
食症。

【注意】神阙下有腹动脉分支通过，药物由脐穿透扩散吸
收较快，故临床多以药敷、隔物灸为主。天灸以皮
肤发赤为度，不宜用强力发疱剂。

6）水分

【取穴】仰卧位，前正中线之脐上1寸。

【功用】利尿，行水。

【主治】腹泻，水肿，腹水，绕脐痛。

7）下脘

【取穴】仰卧位，前正中线之脐上2寸。

【功用】助消化，除胀满，理气和胃。

【主治】腹胀满（痞塞郁滞），虚肿（气闭不通）。

8）中脘

【取穴】仰卧位。在上腹部，前正中线上，当脐中上4寸。

【功用】和胃健脾，行气安神。

【主治】胃腹疼，呃逆泛酸，便秘，泄泻，黄疸，癫痫，
胃下垂，小儿疳积等脾胃病症。

9）上脘

【取穴】前正中线之脐上5寸。先取中脘，在中脘上1寸。

【功用】和胃降逆，消食导滞。

【主治】反胃，呃逆，纳呆，食滞。

10）巨阙

【取穴】在前正中线之脐上6寸。或胸骨下2寸，胸骨下缘与中脘穴之中点。

【功用】开窍去痰，调气和胃。

【主治】暴哑，癫痫，反胃。

11）膻中

【取穴】当前正中线上，平第4肋间，两乳头连线的中点。

【功用】宽胸理气，宁心止痛。

【主治】胸闷胸痛，痰喘，乳结，乳少。

12）华盖

【取穴】在胸部，当前正中线上，平第1肋间。

【功用】利胸膈，平喘咳。

【主治】咳喘、喉痹。

13）天突

【取穴】仰靠坐位。在颈部，当前正中线上，胸骨上窝中央。

【功用】降气化痰。

【主治】中风之舌不能言、咳喘、咽喉肿痛、梅核气等气机不畅病症。

（二）督脉

1. 经脉循行

督脉起于小腹内，下出于会阴，沿人体后正中线上行至头，上达项后风府，进入脑内，上行巅顶，沿前额下行鼻柱，止于上齿龈。诸阳脉与之交会，总督一身阳气，故也称为"阳脉之海"。

2. 常用穴位

1）腰阳关

【取穴】在腰部，当后正中线上，第4腰椎棘突下凹陷中。

【功用】祛寒除湿，舒筋活络。

【主治】腰腿痛，坐骨神经痛，下肢痿痹，月经不调等带下病，遗精等男科病。

2）命门

【取穴】在腰部，当后正中线上，第2腰椎棘突下凹陷中。

【功用】温阳益肾。

【主治】腰腿痛，畏寒，小腹冷痛、腹泻，遗精，带下。

3）脊中

【取穴】后正中线上，第11胸椎棘突下凹陷中。

【功用】行气散热。

【主治】腰脊强痛，黄疸，腹胀满（穴居脾、胃之间，故与中焦有关）。

4）筋缩

【取穴】后正中线上，第9胸椎棘突下凹陷中。

【功用】舒筋缓急，镇惊息风。

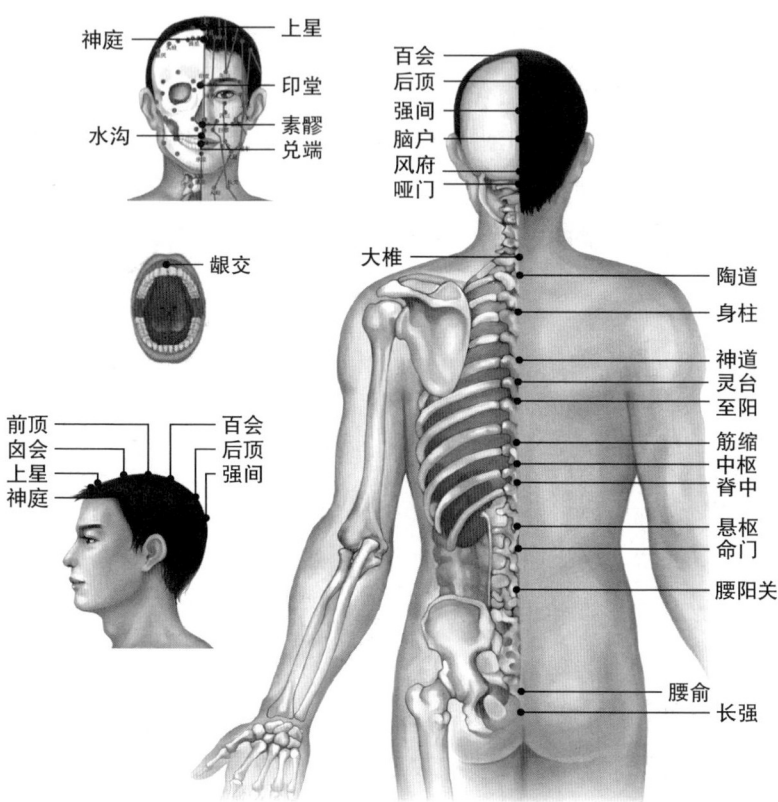

【主治】脊背强急，胃痛，癔病，癫痫。

5）至阳

【取穴】平两肩胛骨下缘连线中点的骨缝中为穴，即第7胸椎棘突下凹陷中。

【功用】理气宽胸，清热化湿。

【主治】胸胁苦满，黄疸，久喘，恶疮，疔毒，温胃止痛。

6）身柱

【取穴】当后正中线上，第3胸椎棘突下凹陷中。

【功用】宣肺清热，镇痉宁神。

【主治】背颈强痛，喘息，身热，鼻衄，小儿助高。

7）陶道

【取穴】后正中线上，第1胸椎棘突下凹陷中。

【功用】解表清热，补益肺气。

【主治】颈项强急，寒热往来，疟疾。

8）大椎

【取穴】在后正中线上，第7颈椎棘突下凹陷中。

【功用】解表通阳，清脑宁神。

【主治】感冒发热，颈项强痛，癫痫，颈椎病，支气管哮喘。

9）风府

【取穴】正坐位，头略向前倾，后发际正中直上1寸，若后
　　　　发际不明显者，可从大椎穴向上4寸。

【功用】疏风，解表。

【主治】感冒，头昏痛，失语。

10）百会

【取穴】在头部，当前发际正中直上5寸。

【功用】息风醒脑，升阳固脱。

【主治】中风，头痛，眩晕，健忘，胃下垂，子宫脱垂。

11）上星

【取穴】前发际正中直上1寸，百会前4寸。

【功用】清热止痛，宣通鼻窍。

【主治】头痛，鼻疾，眼病。

二、手三阴经

（一）手太阴肺经

1. 经脉循行

起于中焦胃脘部，其经脉从胃脘下行联络大肠，再返回来，沿胃的上口贲门部向上穿过横膈，入属于本经的肺脏，从联系于肺、气管、喉咙部位，横行浅出于腋窝之下，沿上臂（臑）内侧，向下循行，走在手少阴心经与手厥阴心包经的前面。直下到肘中、上臂与前臂连接处，沿前臂内侧，经掌后高骨桡骨下缘，进入寸口动脉搏动处，走到手掌肌肉处，沿赤白肉际下行，直达大拇指桡侧末端。分支：从腕后（列缺）分出，沿示指桡侧直行到达示指桡侧端（商阳）交手阳明大肠经。

2. 常用穴位

1）中府

【取穴】第1肋间隙，位于前正中线旁开6寸。

【功用】宣散肺气，疏通经脉。

【主治】咳嗽，气喘（以宣散为主，多为肺气本身不调而致），肩臂痛，腹胀，呕逆（肺与大肠的气机不调而致）。

2）尺泽

【取穴】屈肘握拳内收，肱桡肌肌腱与肱二头肌肌腱之间。

【功用】泄肺气，降逆气（气机上逆，壅遏肺脏）。

【主治】咳喘，喉痹，肘挛，咯血，潮热，咽喉肿痛，小儿惊风、吐泻。

3）经渠

【取穴】仰掌。在前臂掌侧面桡侧，桡骨茎突与桡动脉之间的凹陷处，腕横纹上1寸。

【功用】止咳宁嗽，顺气平喘。

【主治】咳嗽，气喘，喉风，喉痹。

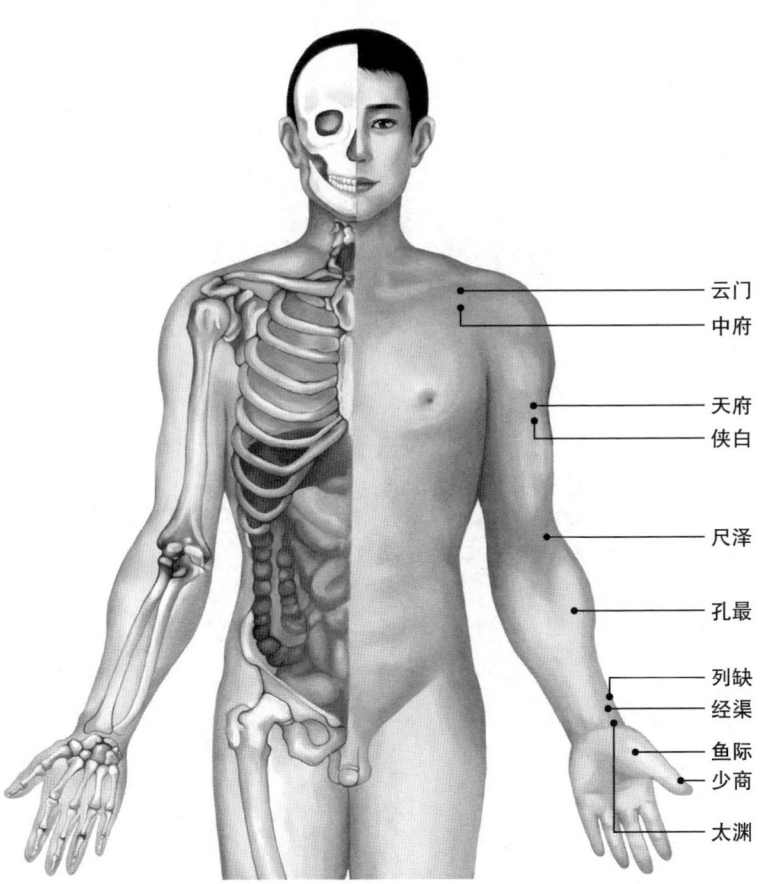

云门
中府

天府
侠白

尺泽

孔最

列缺
经渠
鱼际
少商
太渊

（二）手少阴心经

1. 经脉循行

手少阴心经起于心中，从心系（心与其他脏器相联系的部位）中出来，下膈肌，联络小肠。心系上支脉：从心系，夹食管、咽部上行，联系目系（眼球联系脑的部位）。心系直行

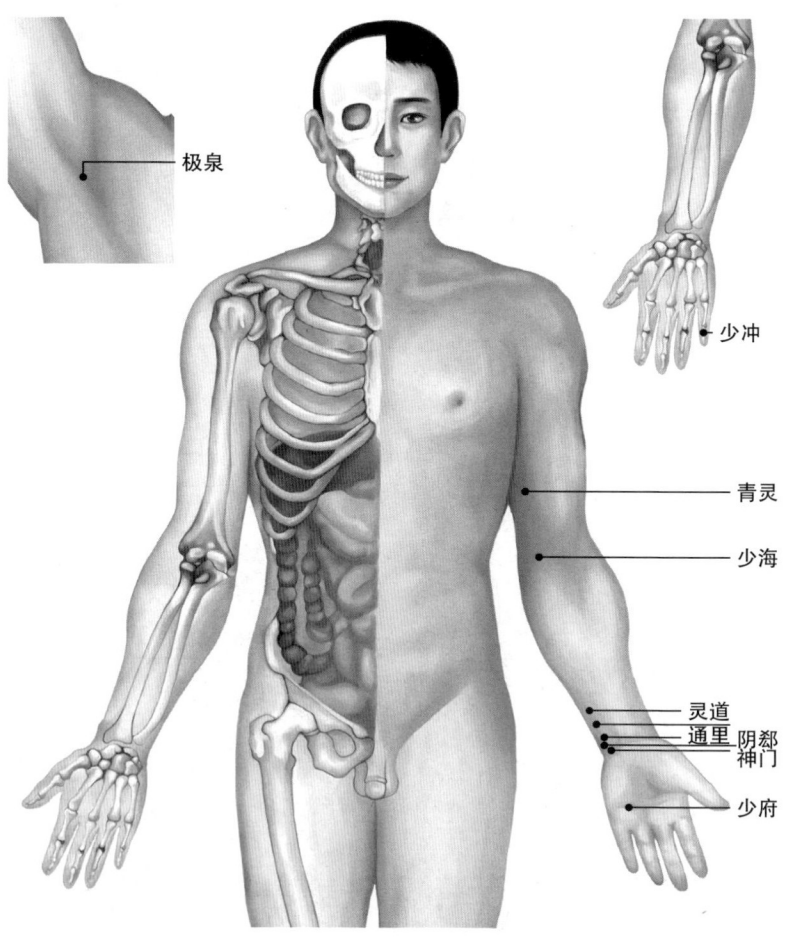

极泉

少冲

青灵

少海

灵道
通里　阴郄
神门

少府

支脉：从心系上行到肺部，再下出于腋窝部，沿上臂内侧后缘（手太阴、手厥阴经脉后）到肘窝内，再沿前臂内侧后缘到掌后尺骨小头桡侧进入掌内，沿小指桡侧至其末端。与手太阳小肠经相接。

2. 常用穴位

1）通里

【取穴】仰掌，尺侧腕屈肌桡侧缘，腕横纹上1寸。

【功用】宁心安神，宽胸理气。

【主治】心痛，胸闷，头痛，暴喑。

2）阴郄

【取穴】仰掌，尺侧腕屈肌桡侧缘，腕横纹上0.5寸。

【功用】活血祛瘀。

【主治】心痛，吐血，心悸，盗汗。

（三）手厥阴心包经

1. 经脉循行

手厥阴心包经起于胸中，属心包，下膈，从胸至腹，依次联络上中下三焦。胸部分支：从胸部出胁腋下3寸（天池）上行腋窝，沿上臂内侧，行于手太阴、手少阴经之间，入肘窝，再向下行于前臂两筋之间（掌长肌肌腱，桡侧腕屈肌肌腱），入掌中，沿中指至中指端。掌中分支：从劳宫分出，沿无名指至其尺侧端与手少阳三焦经交接。

2. 常用穴位

1）郄门

【取穴】仰掌，掌长肌腱与桡侧腕屈肌肌腱之间，腕横纹上5寸。

【功用】理气止痛，宁心安神。

【主治】心悸，胸闷，咳血。

2）间使

【取穴】仰掌，腕横纹上3寸，两筋间取穴。

【功用】去痰和胃，宁心安神（痰入血中，扰乱神志）。

【主治】疟疾，癫痫，心痛，胃痛。

3）内关

【取穴】仰掌。在前臂掌侧，当曲泽与大陵的连线上，腕横纹上2寸，掌长肌腱与桡侧腕屈肌肌腱之间。

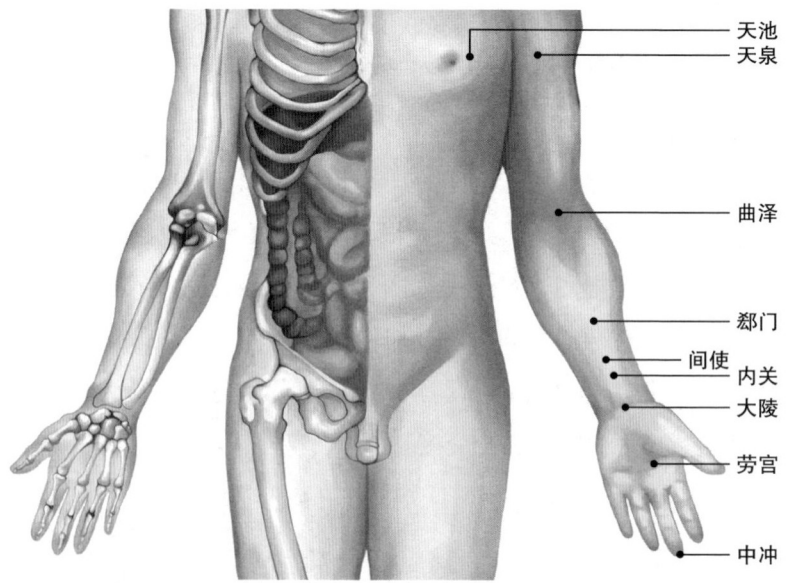

天池
天泉
曲泽
郄门
间使
内关
大陵
劳宫
中冲

【功用】宁神镇痛，疏肝和中。

【主治】中心痛，胸闷气急，呃逆，胃痛，失眠，疟疾。

4）劳宫

【取穴】仰掌，手掌心，第2、第3掌骨之间，握拳时中指端。

【功用】开窍醒神，清心泻热，理气止痛。

【主治】鹅掌风，口疮，口臭，心痛。

三、手三阳经

（一）手阳明大肠经

1. 经脉循行

手阳明大肠经，示指桡侧端（商阳）起始，沿示指桡侧上行，出走于两骨（第1、第2掌骨）之间，进入两筋（伸拇长、短肌腱）之中（阳溪），沿前臂桡侧，向上进入肘弯外侧（曲池）再沿上臂后边外侧上行至肩部（肩髃）。向后与督脉在大椎处相会，然后向前进入锁骨上窝，联络肺脏，向下贯穿膈肌，入属大肠。它的支脉，从锁骨上窝走向颈部，通过面颊，进入下齿中，回过来挟着口唇两旁，在人中处左右交叉，上挟鼻孔两旁（迎香）。在迎香与足阳明胃经相接。

2. 常用穴位

1）合谷

【取穴】在手背，第1、第2掌骨间，在第2掌骨桡侧的
　　　　中点处。

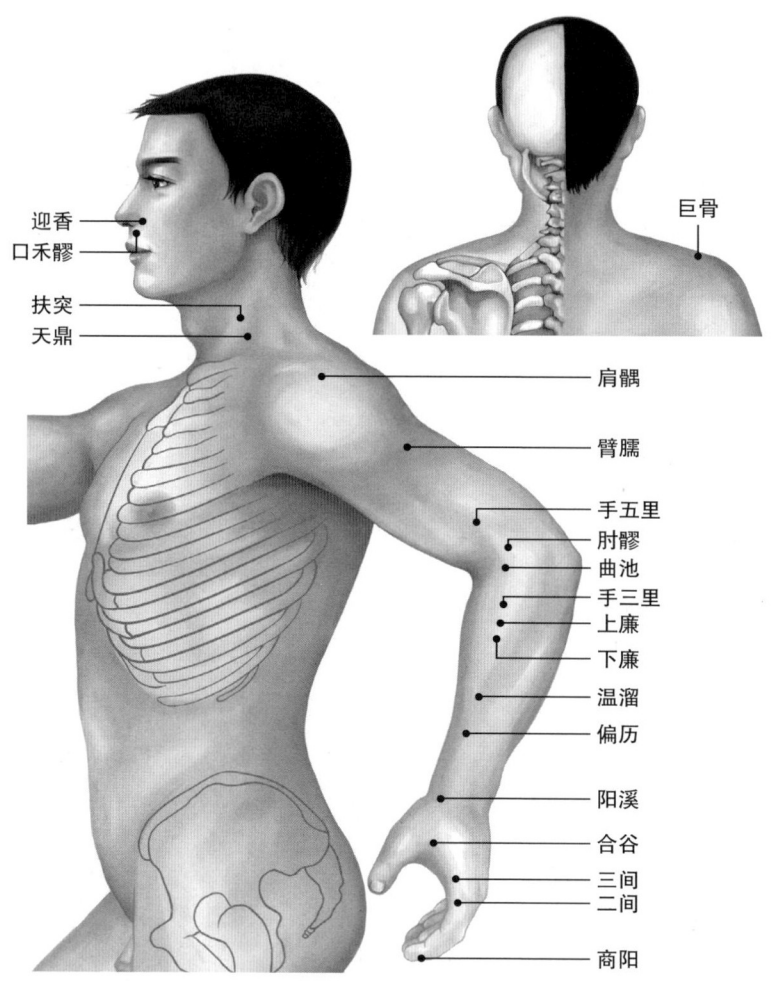

迎香
口禾髎
扶突
天鼎
巨骨
肩髃
臂臑
手五里
肘髎
曲池
手三里
上廉
下廉
温溜
偏历
阳溪
合谷
三间
二间
商阳

【功用】清热解表，行气止痛。

【主治】头痛，牙痛，热证，急性扁桃体炎。

2）偏历

【取穴】两手虎口垂直交叉，上手的中指尽处是穴。

【功用】调气行气。

【主治】耳鸣，耳聋，臂痛，水肿。

3）曲池

【取穴】在肘横纹外侧端，屈肘，当尺泽与肱骨外上髁连线中点。

【功用】清热，散风，理气。

【主治】发热，瘙痒，手麻，高血压。

4）肩髃

【取穴】上臂平举，肩端出现凹陷处是穴。

【功用】行气通经（经筋布关节）。

【主治】肩臂疼痛，半身不遂。

5）扶突

【取穴】在颈外侧部，结喉旁，当胸锁乳突肌前、后缘之间。

【功用】平喘宁嗽，理气化痰。

【主治】暴喑，咳喘，喉痹。

（二）手太阳小肠经

1. 经脉循行

起于小指尺侧端，循手掌尺侧上行腕部，出尺骨小头（茎突），向上，沿前臂尺骨掌侧缘，经尺骨鹰嘴与肱骨内上髁之间，再上至上臂的外后缘。出肩关节部，绕行肩胛骨，相交于肩后大椎，前入缺盆部，络于心，沿咽喉、食管下行，通过横膈，到胃，下行，至属本腑的小肠。支脉①从缺盆上行，沿颈到面颊，到外眼角，反转入耳中。支脉②从面颊部分出，向上经颧骨，到靠鼻旁，直至眼内角与足太阳膀胱经交接，再斜行络于颧部。

2. 常用穴位

1）臑俞

【取穴】自然垂臂，腋后纹头直上，肩胛冈下缘的凹陷中。

【功用】消肿止痛，舒筋活血。

【主治】肩痛，咳喘。

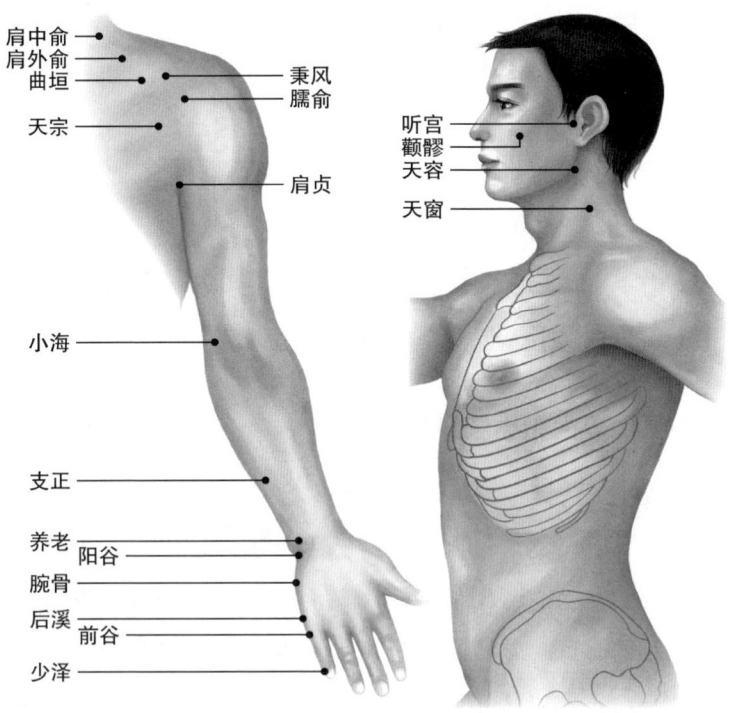

2）天宗

【取穴】自然垂臂，当肩胛骨的冈下窝中央凹陷处，与第4
　　　　胸椎相平。

【功用】舒筋活络，行气宽胸。

【主治】肩痛，背痛，胆绞痛。

3）天容

【取穴】正坐，平视，在下颌角的后方，胸锁乳突肌前缘
　　　　的凹陷中。

【功用】利咽消肿，通络止痛。

【主治】咽喉肿痛，耳鸣耳聋。

（三）手少阳三焦经

1. 经脉循行

手少阳三焦经起于无名指尺侧端，向上出于第4、第5掌骨
之间，沿着手腕背，出于前臂外侧桡骨和尺骨之间。向上通过
肘尖，沿上臂外侧，上达肩部，交出走于足少阳胆经后面。向
前进入缺盆体腔内，分布于膻中，联络心包向下过横膈，从胸
至腹，属于上中下三焦。胸部支脉：从膻中向上，出于缺盆体
外，上颈项部，沿耳后直上，出于耳郭上方上行额角，再屈而
下行面颊部，到眶下部位。耳部支脉：从耳后进入耳中，走出
耳前，与前支脉交叉于面颊部到达目外眦，交会足少阳胆经。

2. 常用穴位

1）外关

【取穴】俯掌，腕背横纹上2寸，在阳池与肘尖的连线上。

【功用】疏风解表，通经活络。

【主治】感冒发热，喉痹，肢软，手颤。

2）支沟

【取穴】俯掌，腕背横纹上3寸，在阳池与肘尖的连线上。

【功用】活络散瘀，调理肠胃。

【主治】心绞痛，胸痹，瘰疬，便结。

3）肩髎

【取穴】在肩峰外下方凹陷中。

【功用】舒筋活络，祛风除湿。

【主治】肩臂疼痛，胁肋疼痛。

4）翳风

【取穴】在耳垂后方，当乳突与下颌角之间的凹陷处。

【功用】牵正口僻，聪耳消肿。

【主治】面瘫，耳鸣，喉痹。

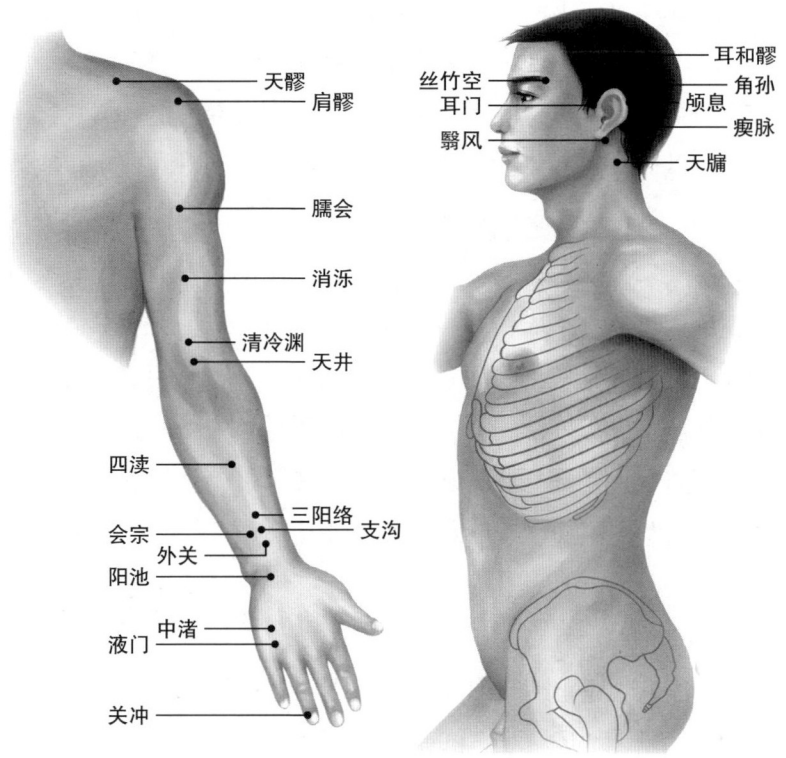

四、足三阳经

（一）足阳明胃经

1. 经脉循行

足阳明胃经经脉，起于鼻翼两侧，上至鼻根部位目内眦处，旁侧与足太阳膀胱经会于睛明。向下沿鼻外侧，进入上齿龈，环绕口唇，下交于任脉承浆，再沿腮、下颌出面动脉部（大迎）到下颌角颊车，转而上行耳前（下关），过颧上方

（会上关、足少阳），上沿发际（头维）至额颅中部（会神庭）。颈部支脉：从大迎向下，经颈动脉部（人迎）沿喉咙，进入缺盆，向下过横膈，属胃，络脾。胸腹部主干：从缺盆下行，经乳头，沿乳内侧下行，向下挟脐两旁下行，进入腹股沟动脉部气冲。腹内支脉：从胃下口幽门部位沿腹内直至腹股沟动脉气冲处与缺盆胸腹部主干汇合，由此出表，下行经髋关节前（髀关），直达股四头肌隆起处（伏兔），再下至膝盖外侧犊鼻，下沿胫骨外侧前缘，经足跗进入足二趾外侧端。胫部支脉：从膝下胫骨外侧三寸处分出，向下进入中趾外侧趾缝，出其外侧末端。足部支脉：从足背部（冲阳）分出，进入大趾缝隙，出大趾内侧端，与足太阴脾经相接。

2. 常用穴位

1）地仓

【取穴】正坐。在面部，口角外侧，上直瞳孔。

【功用】散风止痛，舒筋活络。

【主治】面瘫，流涎，三叉神经痛。

2）颊车

【取穴】在面颊部，下颌角前上方约一横指（中指），当咀嚼时咬肌隆起，按之凹陷处。

【功用】散风清热，开关通络。

【主治】面瘫，口噤，下颌关节功能紊乱。

3）下关

【取穴】在面部耳前方，当颧弓与下颌切迹所形成的凹陷中。

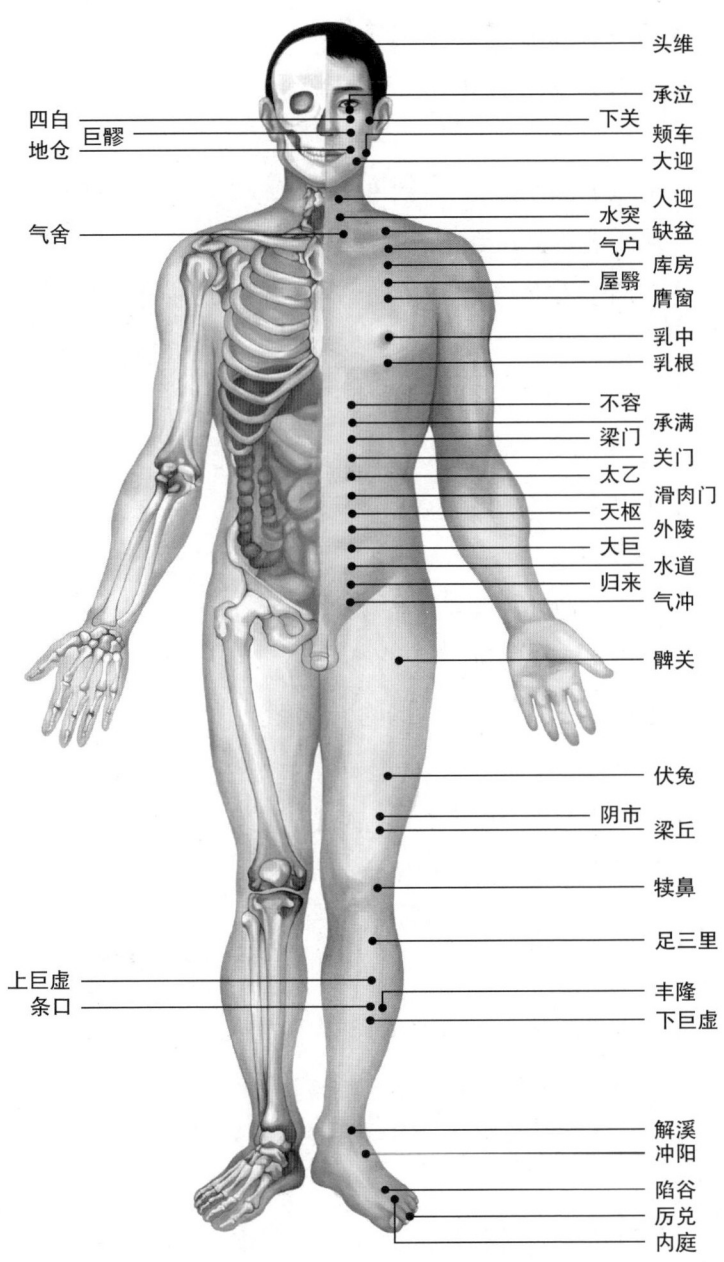

四白
地仓　巨髎

气舍

头维
承泣
下关
颊车
大迎
人迎
水突　缺盆
气户
库房
屋翳　膺窗
乳中
乳根

不容
承满
梁门　关门
太乙
滑肉门
天枢　外陵
大巨　水道
归来　气冲

髀关

伏兔
阴市
梁丘

犊鼻

足三里

上巨虚
条口
丰隆
下巨虚

解溪
冲阳
陷谷
厉兑
内庭

【功用】消肿止痛，聪耳活络。

【主治】耳鸣，面瘫，三叉神经痛。

4）头维

【取穴】在头侧部，当额角发际上0.5寸，头正中线旁4.5寸。

【功用】化湿，镇静，止痛。

【主治】头重如裹、头痛。

5）梁门

【取穴】仰卧，脐上4寸，前正中线旁2寸。

【功用】调畅气机，活络止痛。

【主治】胃痛、反酸。

6）天枢

【取穴】仰卧位取穴。脐旁2寸。

【功用】升降气机。

【主治】腹痛，腹泻，肠鸣，腹胀。

7）水道

【取穴】仰卧，脐下3寸，前正中线旁2寸。

【功用】利水渗湿，通络止痛。

【主治】二便不利，前列腺肥大。

8）归来

【取穴】仰卧，脐下4寸，前正中线旁2寸。

【功用】调经助孕，通络止痛。

【主治】疝气，痛经，月经稀少，前列腺肥大。

9）梁丘

【取穴】手心对髌骨，手指朝患者腹部方向，中指对大腿的前中线，大拇指端即是穴。

【功用】通经活络，理气和胃。

【主治】胃痛，反酸，膝痛。

10）足三里

【取穴】当犊鼻下3寸，距胫骨前缘1横指（中指）。

【功用】和胃健脾，理气通络。

【主治】劳伤筋骨痛，胃痛，腹泻，水肿，体虚。

11）上巨虚

【取穴】足三里直下3寸。

【功用】清利湿热，调理肠胃。

【主治】痢疾，胃痛。

12）下巨虚

【取穴】①翘足，胫骨外侧肌肉凹陷处是穴。②足三里下6寸。

【功用】清肠和胃。

【主治】肠鸣腹痛，纳呆泄泻。

13）丰隆

【取穴】①外踝尖至胫骨粗隆上突起处连线的中点。②腓肠肌下缘，胫骨前缘外2横指。

【功用】清热化湿，降逆行气。

【主治】咳嗽痰多，泄泻，偏瘫。

足三里多用于补气，上巨虚多用于清热，下巨虚多用于清水湿，丰隆多用于化痰祛湿。

（二）足太阳膀胱经

1. 经脉循行

循行途径：①足太阳膀胱经起于目内眦，上行额部，在头顶交会于百会；②头顶部支脉从头顶分出到耳上角部；③头顶部直行经脉从头顶入里，内络于脑，复出到项部，分开下行，沿肩胛内侧，第一侧线（从脊柱旁1.5寸处）夹脊下行到腰部，顺脊两旁肌肉进入体腔内，络肾属膀胱；④腰部支脉从腰中分出，挟脊柱旁下行通过臀部，进入腘窝中；⑤后项部支脉从肩胛内侧第二侧线（脊旁3寸处）挟脊柱下，行经过臀部，股骨大转子部，下沿大腿后外侧腰部下行支脉在腘窝中会合，再下经小腿腓肠肌，于外踝后方，沿第5跖骨粗隆，到足小趾外侧端与足少阴肾经相接。

2. 常用穴位

1）大杼

【取穴】坐位或俯卧位，第1胸椎棘突下督脉旁开1.5寸。

【功用】解表退热，强筋健骨。

【主治】头痛发热，骨节酸软，颈椎病。

2）风门

【取穴】在背部，当第2胸椎棘突下，旁开1.5寸。

【功用】益气固表，祛风泄热。

【主治】感冒风热，胸背疼痛，咳喘。

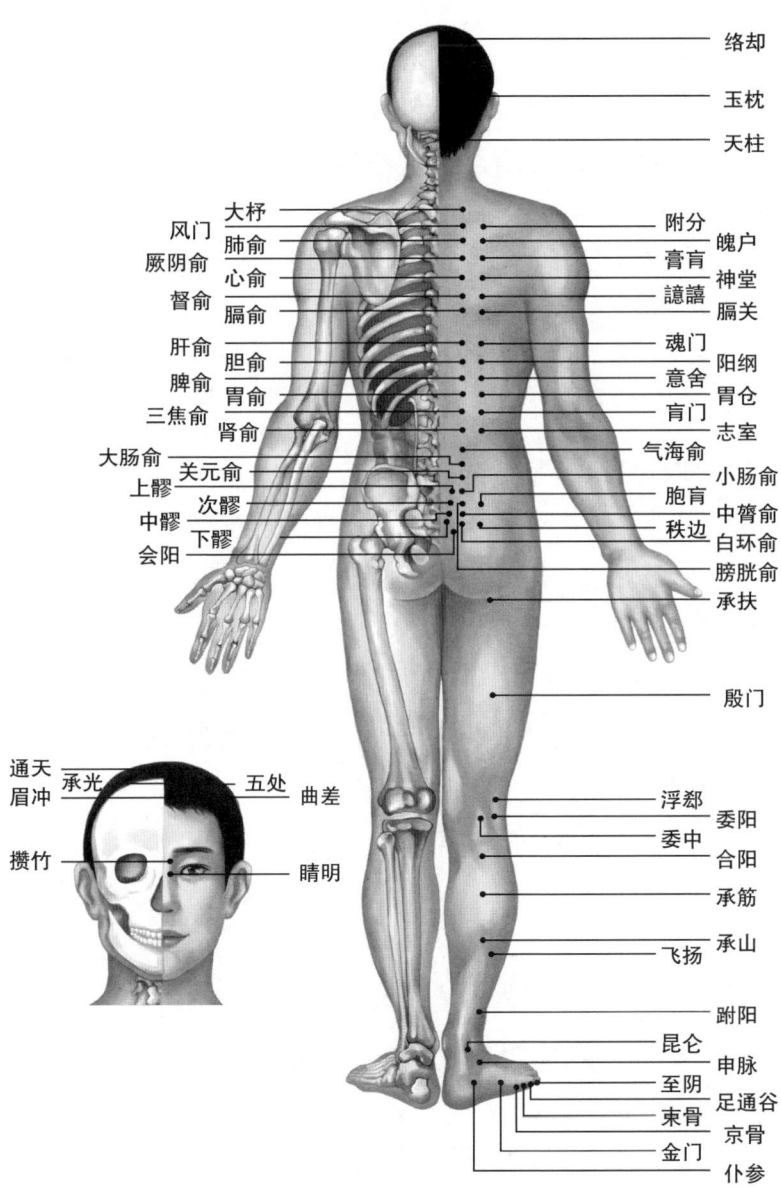

络却

玉枕

天柱

大杼　　　　　　附分　魄户

风门　肺俞　　　膏肓

厥阴俞　心俞　　　譩譆　神堂

督俞　膈俞　　　　　膈关

肝俞　胆俞　　　魂门　阳纲

脾俞　胃俞　　　意舍　胃仓

三焦俞　肾俞　　　肓门　志室

大肠俞　　　　　气海俞

关元俞　　　　　　小肠俞

上髎　次髎　　　胞肓　中膂俞

中髎　下髎　　　秩边　白环俞

会阳　　　　　　　膀胱俞

承扶

殷门

通天　承光　五处　曲差

眉冲

攒竹　　　　　　　睛明

浮郄　委阳

委中

合阳

承筋　承山

飞扬

跗阳

昆仑　申脉

至阴　足通谷

束骨　京骨

金门　仆参

3）肺俞

【取穴】在背部，当第3胸椎棘突下，旁开1.5寸。

【功用】调理肺气，清热和营。

【主治】发热恶寒，咳喘，胸闷，潮热，盗汗。

4）厥阴俞

【取穴】正坐或俯卧位，第4胸椎下，督脉旁开1.5寸。

【功用】活血通经，调理心神。

【主治】胸闷，心痛。

5）心俞

【取穴】正坐或俯卧。在背部，当第5胸椎棘突下，旁开
1.5寸。

【功用】通血活络，宁心安神。

【主治】心痛，心悸，心烦，失眠。

6）膈俞

【取穴】在背部，当第7胸椎棘突下，旁开1.5寸。

【功用】行气活血，降气止呃。

【主治】胃脘胀满，呃逆，一切血证。

7）肝俞

【取穴】在背部，当第9胸椎棘突下，旁开1.5寸。

【功用】疏肝利胆，清头明目。

【主治】黄疸，吐血，胁痛，眩晕。

8）胆俞

【取穴】正坐或俯卧位，第10胸椎棘突下，督脉旁开1.5寸。

【功用】清泄肝胆，和胃理气。

【主治】黄疸，胁痛，呕吐。

9）脾俞

【取穴】在背部，当第11胸椎棘突下，旁开1.5寸。

【功用】健脾利湿，调和气血。

【主治】腹胀，泄泻，黄疸，消渴。

10）胃俞

【取穴】俯卧。在背部，当第12胸椎棘突下，旁开1.5寸。

【功用】健脾和胃，消积化滞。

【主治】停食，胃痛，反胃，胁痛，胃及十二指肠溃疡。

11）三焦俞

【取穴】坐位或俯卧位，第1腰椎棘突下，督脉旁开1.5寸。

【功用】调气利水。

【主治】肠鸣，腹泻，黄疸，呕吐，水肿。

12）肾俞

【取穴】俯卧。在腰部，当第2腰椎棘突下，旁开1.5寸。

【功用】补益肾气，强壮腰膝。

【主治】腰腿软弱，头晕，耳鸣，遗精。

13）大肠俞

【取穴】俯卧位，第4腰椎棘突下，督脉旁开1.5寸。

【功用】通达气机。

【主治】腰痛，腹痛。

14）膀胱俞

【取穴】俯卧位，骶正中嵴旁1.5寸，平第2骶后孔。

【功用】清利湿热。

【主治】小便赤涩，便秘，带下异常。

15）次髎

【取穴】俯卧位，第2骶后孔中。

【功用】调理下焦，健腰腿，调经血。

【主治】腰痛，赤白带下，痛经，不孕。

16）殷门

【取穴】俯卧。在大腿后面，当承扶与委中的连线上，承扶下6寸。

【功用】通筋通络，强健腰腿。

【主治】下肢疼痛，坐骨神经痛。

17）委中

【取穴】俯卧。在腘横纹中点。

【功用】舒筋活络，清热利湿。

【主治】腰痛，吐泻，癃闭，坐骨神经痛。

18）魄户

【取穴】俯卧位，第3胸椎棘突下，督脉旁开3寸。

【功用】补益肺气，舒筋活络。

【主治】长期咳嗽，项背疼痛。

19）膏肓

【取穴】在背部，当第4胸椎棘突下，旁开3寸。

【功用】补虚益损，调理肺气。

【主治】肺痨，遗精，虚损，哮喘。

20）譩譆

【取穴】俯卧位，第6胸椎棘突下，督脉旁开3寸。

【功用】行散阳气。

【主治】咳喘，疟疾。

21）胃仓

【取穴】俯卧位，第12胸椎棘突下，督脉旁开3寸。

【功用】行气和胃。

【主治】腹胀，失眠。

22）志室

【取穴】俯卧位，第2腰椎棘突下，督脉旁开3寸。

【功用】调补肾气。

【主治】腰痛，遗精，记忆力减退。

（三）足少阳胆经

1. 经脉循行

足少阳胆经起于目外眦，上达额角，行至耳后，沿颈部循行于手少阳之前，到肩上又交到手少阳后面，向下进入缺盆。耳部支脉：从耳后进入耳中，走出耳前，到目外眦后方。外眦部支脉：由目外眦处分出，下走大迎，与手少阳经汇合，至目眶下，再下行经颊车，由颈部向下与前脉会合于缺盆，向下进入胸中，通过横膈，联络肝脏，属于胆腑，再沿胁肋里，下于少腹两侧腹股沟动脉处，绕外阴部，阴毛周围横行入关节部位。缺盆部直行脉：从缺盆体表部位，下走腋窝前，沿侧胸部，经过十一肋端处，向下与前行髋关节部支脉汇合，再下行沿大腿外侧，出走于膝外侧，下行腓骨小头前，直下到达腓骨下端，再下出于外踝的前面，沿足背部，进入足四趾外侧端。

足背部支脉：从足背部（足临泣）分出，沿第1、第2跖骨之间，出于大趾端，穿过趾甲，回到趾甲后的丛毛处。与足厥阴肝经交接。

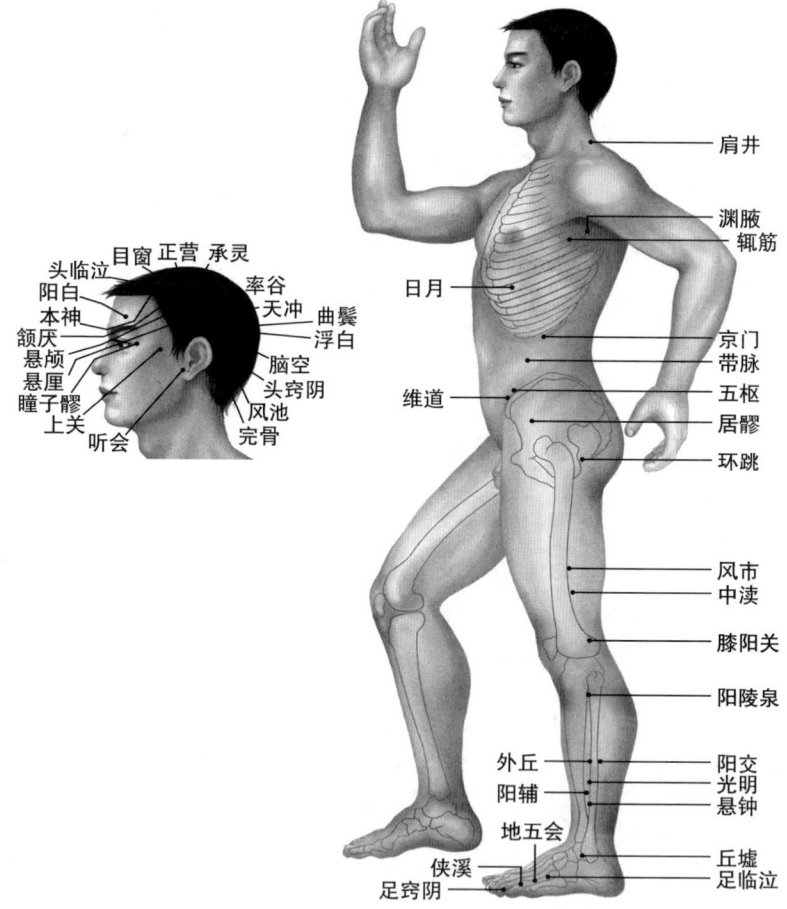

2. 常用穴位

1）风池

【取穴】坐位或俯卧位取穴。风府旁，斜方肌上端外侧凹
　　　　陷处。

【功用】清头明目，祛风解毒。

【主治】头痛，眩晕，颈项强痛，目赤痛，鼻渊，肩背
　　　　痛，热病。

2）肩井

【取穴】在肩上，前直乳中，在大椎与肩峰端连线的中
　　　　点上。

【功用】降逆理气，通经活络。

【主治】颈项强痛，乳痈，瘫痪手麻，肩痛。

3）日月

【取穴】在上腹部，当乳头直下，第7肋间隙，前正中线旁
　　　　开4寸。

【功用】疏肝利胆。

【主治】胸胁痛，黄疸，呕吐，肝炎。

4）居髎

【取穴】侧卧位，当髂前上棘与股骨大转子高点连线的
　　　　中点。

【功用】舒筋活络，益肾强健。

【主治】腰腿痹痛，足痿（通经活络为主）。

5）环跳

【取穴】侧卧。在股外侧部，侧卧屈股，当股骨大转子最

凸点与骶管裂孔连线的外1/3与中1/3交点处。

【功用】祛风化湿，疏通经络。

【主治】下肢痿软，腰腿疼痛，坐骨神经痛。

6）风市

【取穴】侧卧。在大腿外侧部的中线上，当腘横纹上7寸。

或直立垂手时，中指尖处。

【功用】祛风化湿，疏通经络。

【主治】下肢痿软，疼痛，皮肤瘙痒。

7）膝阳关

【取穴】阳陵泉上3寸，股骨外上髁上方的凹陷处。

【功用】通经行气。

【主治】膝关节肿痛。

8）阳陵泉

【取穴】仰卧或侧卧。在小腿外侧，当腓骨小头前下方凹

陷处。

【功用】疏肝利胆，通筋镇痉。

【主治】足膝痿痹，胁痛，黄疸，肝炎。

9）外丘

【取穴】正坐或仰卧位，当外踝尖上7寸，腓骨前缘。

【功用】行气止痛。

【主治】腿外侧痛，胸胁痛。

10）悬钟

【取穴】外踝尖上3寸，腓骨前缘。

【功用】强筋健骨。

【主治】腰膝痿软，中风偏瘫，眩晕。

11）丘墟

【取穴】足部向内平收，外踝前凹陷处。

【功用】疏肝利胆，行气活络。

【主治】胸胁痛，足踝痛，脚软无力。

五、足三阴经

（一）足太阴脾经

1. 经脉循行

足太阴脾经经脉起于足大趾内侧端，沿大趾内侧端赤白肉际上过第1跖骨小头后；上行内踝前缘，沿小腿内侧在踝上8寸处交出足厥阴肝经之前，上经膝内侧，股内侧前缘；入腹部内属脾络胃，通过膈肌，夹食管两侧上行，腹部行于前正中线旁4寸，胸部行于前正中线旁6寸。连系舌根，散布于舌下。支脉：胃部分出，上过膈肌，流注心中，与手少阴心经在心中交接。

2. 常用穴位

1）血海

【取穴】屈膝，在大腿内侧，髌底内侧端上2寸。当股四头肌内侧头的隆起处。

【功用】健脾化湿，调和气血。

【主治】白带，月经不调，瘙痒，肌肉萎缩。

2）阴陵泉

【取穴】仰卧。在小腿内侧，当胫骨内侧髁后下方凹陷处。

【功用】健脾渗湿，益肾固精。

【主治】黄疸，癃闭，腹胀。

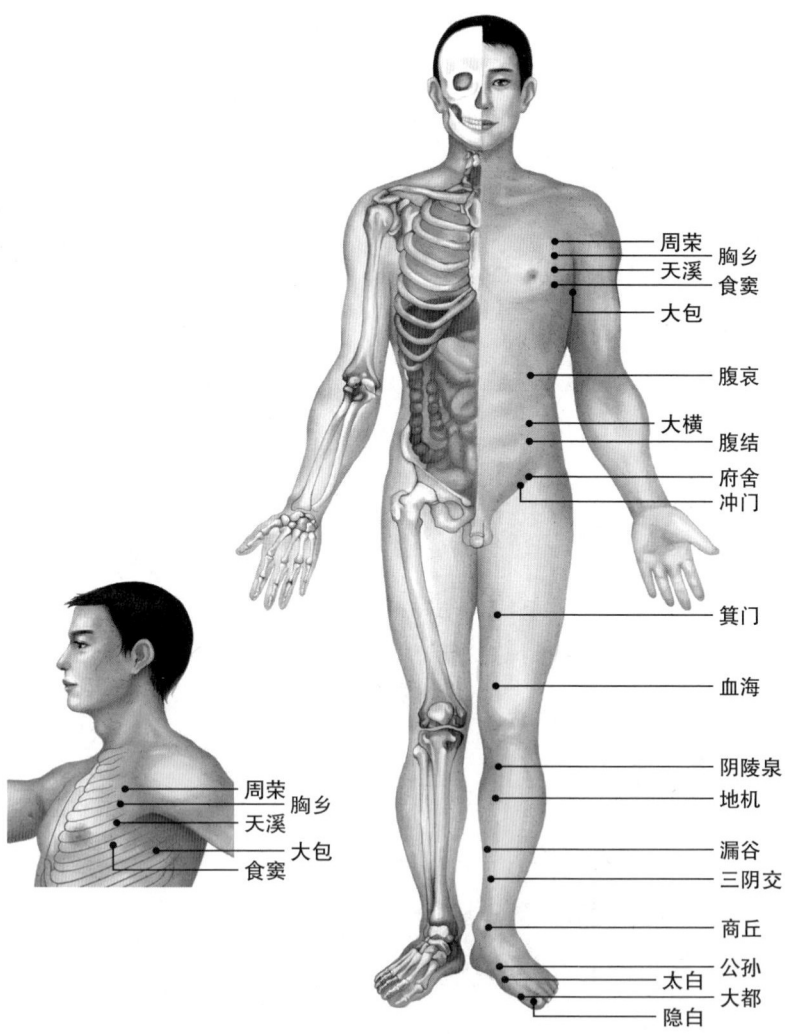

周荣　胸乡
天溪　食窦
大包

腹哀

大横　腹结

府舍
冲门

箕门

血海

阴陵泉
地机

漏谷
三阴交

商丘

公孙
太白　大都
隐白

周荣　胸乡
天溪　大包
食窦

3）地机

【取穴】阴陵泉下3寸。

【功用】通经活络。

【主治】痛经，腰痛，癥瘕。

4）三阴交

【取穴】在小腿内侧，当足内踝尖上3寸，胫骨内侧缘
后方。

【功用】健脾利湿，调血通经。

【主治】腹痛，腹泻，肠鸣，水肿，遗精，带下，月经
不调。

5）腹哀

【取穴】在上腹部，当脐中上3寸，距前正中线4寸。

【功用】健脾消食，通降腑气。

【主治】消化不良，上腹疼痛。

6）大包

【取穴】脾之大络。举臂，腋中线上，第6肋间隙中。

【功用】调气补气。

【主治】五迟，重症肌无力，疲劳综合征。

（二）足少阴肾经

1. 经脉循行

起于足小趾下，斜通向足心，出于舟骨下方，沿足内踝
后，上行于小腿内侧，出于腘窝内侧，上行在股内侧后缘，通
过脊柱，属肾，络膀胱。直行支脉：从体腔向上，穿过肝，膈

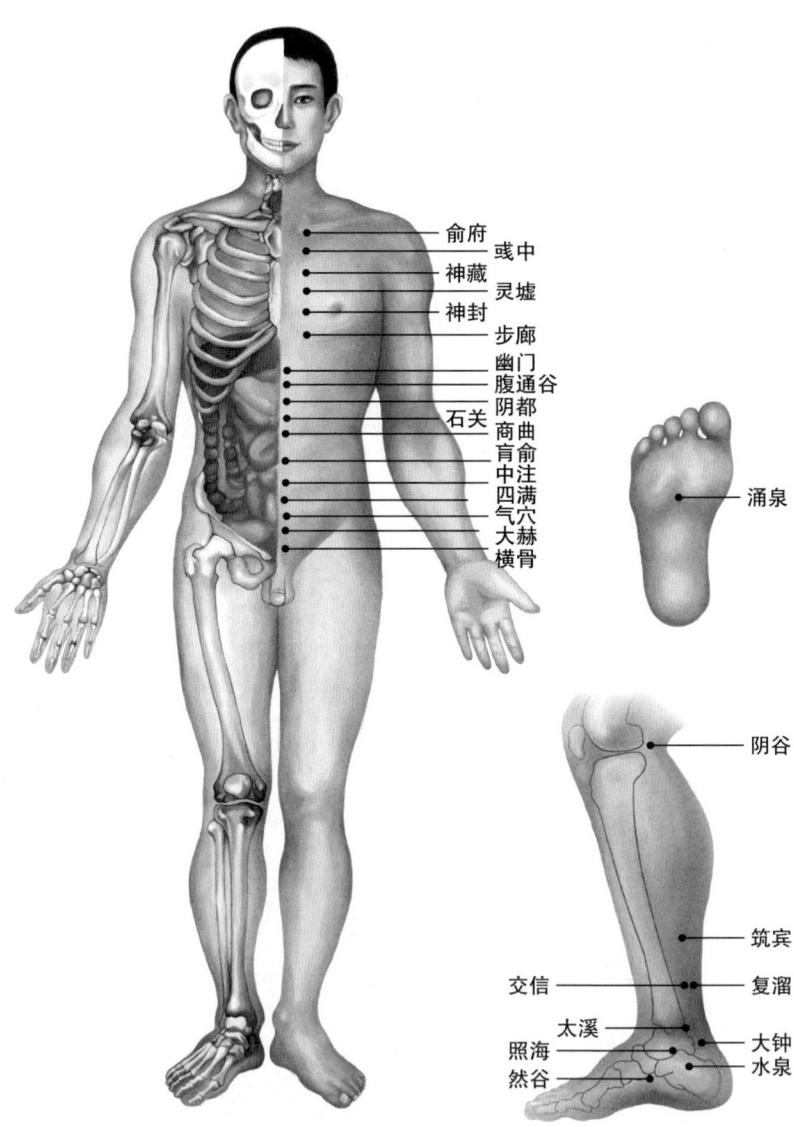

俞府
或中
神藏
灵墟
神封
步廊
幽门
腹通谷
阴都
石关
商曲
肓俞
中注
四满
气穴
大赫
横骨

涌泉

阴谷

筑宾
交信
复溜
太溪
照海
大钟
然谷
水泉

肌，进入肺中，沿着喉咙，挟于舌根两侧。肺部支脉：从肺系出来，联络心脏，流注于胸中。

2. 常用穴位

1）涌泉

【取穴】在足底部，卷足时足前部凹陷处，约当足底第2、第3趾缝纹头端与足跟连线的前1/3与后2/3交点上。

【功用】清热开窍，平肝息风。

【主治】眩晕，晕厥，小儿惊风，小儿口疮。

2）照海

【取穴】两足底相对拱合，于内踝直下4分陷中取之。

【功用】清热通经，调气安神。

【主治】咽喉干红，月经不调，赤白带下，失眠，嗜卧，惊恐不宁。

3）大赫

【取穴】仰卧位，在脐中下4寸，任脉旁开0.5寸。

【功用】补肾行气。

【主治】子宫脱垂，遗精。

4）俞府

【取穴】作仰卧位，在锁骨下，任脉旁开2寸处。

【功用】肃降肺气。

【主治】咳嗽，头面浮肿。

（三）足厥阴肝经

1. 经脉循行

足厥阴肝经，起于足大趾毫毛部，沿足背上行，行内踝前一寸处，上至内踝上8寸与足太阴经交叉行于足太阴之后，上行膝内侧，上沿大腿内侧，进入阴毛中，环绕过阴部，到脐下小腹内，沿胃的两旁，属肝络胆，再上行通过横膈，分布到胸胁

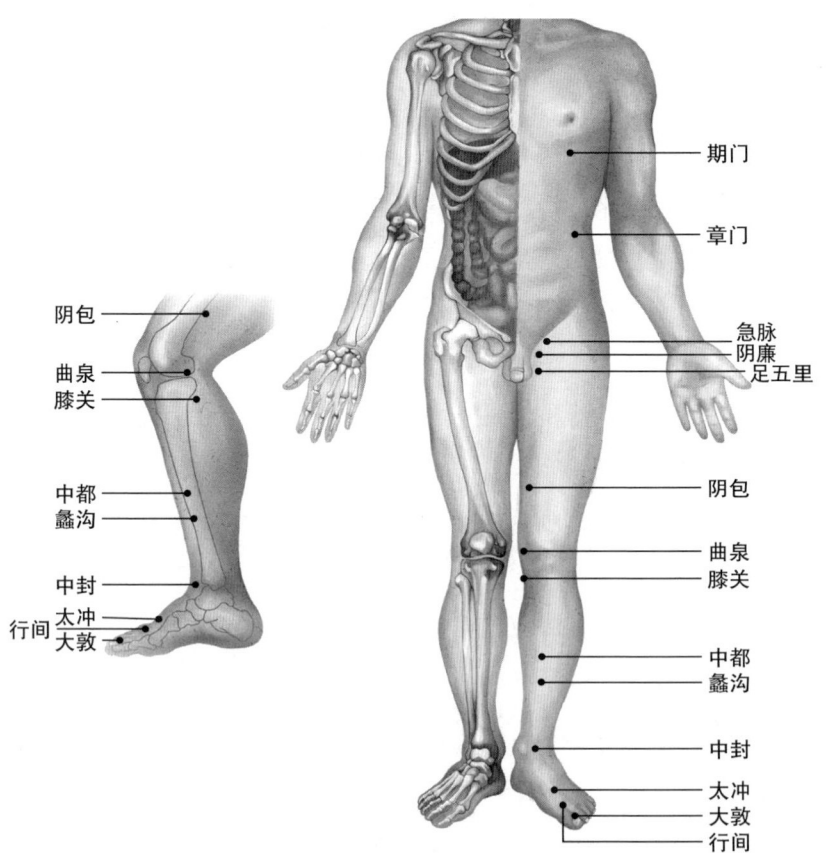

部，沿着喉咙后部，向上进入后鼻道咽部，上连目系，再上出前额部，在头顶部和督脉相会。目系分支：从目系向下行于面颊内，环绕口唇。肝部分支：从肝部分出通过横膈，向上进入肺中，与手太阴肺经相交接。

2. 常用穴位

1）章门

【取穴】在胸部，第11肋端下际。

【功用】健脾消胀，疏肝利胆。

【主治】胸胁痛，胁下痞块，腹胀，疝疾，泄泻。

2）期门

【取穴】仰卧位，乳头直下，当第6肋间隙。

【功用】疏肝理气，活血通瘀。

【主治】胸胁苦满，呕吐吞酸，饥不欲食，热入血室。

六、经外奇穴

1）印堂

【取穴】在额部，当两眉头之中间。

【功用】清宣通窍。

【主治】鼻病，口疮疼痛，防治白喉。

2）太阳

【取穴】在颞部，当眉梢与目外眦之间，向后一横指的凹陷处。

【功用】清利头目。

【主治】头痛，目赤，面瘫。

3）百劳

【取穴】坐位取穴。大椎穴上2寸，旁开1寸。

【功用】舒筋通络，清热宣肺。

【主治】虚劳喘咳，瘰疬，落枕，颈项痛。

4）定喘

【取穴】在背部，在第7颈椎棘突下，旁开0.5寸。

【功用】宣肺平喘。

【主治】咳喘，肩颈痛。

5）膝眼

【取穴】屈膝，在髌韧带两侧凹陷处，在内侧的称“内膝眼”，在外侧的称“外膝眼”。

【功用】祛风散寒，疏筋止痛。

【主治】膝痛，鹤膝风。

6）胆囊

【取穴】在腓骨小头前下方凹陷处直下2寸。

【功用】行气清热。

【主治】胆囊炎，肝胆区疼痛。

第二章

天灸疗法的常见疾病治疗

第一节 呼吸科病症

一、感冒

感冒，是感受、触冒风邪，邪犯卫表而导致的常见外感疾病，临床表现为鼻塞、流涕、喷嚏、咳嗽、头痛、恶寒、发热、全身不适、脉浮等。

（一）诊断依据

（1）临证以卫表及鼻咽症状为主，可见鼻塞、流涕、喷嚏、咽痒、咽痛、周身酸楚不适、恶风或恶寒，或有发热等。若风邪夹暑、夹湿、夹燥，还可见相关症状。

（2）时行感冒多呈流行性，在同一时期发病人数剧增，且病症相似，多突然起病，恶寒、发热（多为高热）、周身酸痛、疲乏无力，病情一般较普通感冒为重。

（3）病程一般3~7日，普通感冒一般不传变，时行感冒少数可传变入里，变生他病。

（4）四季皆可发病，而以冬、春两季为多。

（二）辨证分型

1. 风寒感冒

鼻塞，流涕，咳嗽，痰液清稀，咽喉微痒，喷嚏，恶寒重，发热轻，无汗，头痛，肢体酸重，口不渴或渴喜热饮，舌苔薄白，脉浮或浮紧。

2. 风热感冒

鼻塞而干，少涕或流脓涕，咳嗽声重，咳痰色黄而黏，咽喉肿痛，恶寒轻，发热重，有汗热不解，头痛或昏胀，面红目赤，口干渴喜冷饮，尿黄、便干，舌苔薄黄，脉多浮数。

3. 暑湿感冒

咳声重浊不扬，咯吐白色黏痰，身热不扬，汗出不畅，肢体酸重，头昏重而胀，胸脘痞闷，纳呆，腹胀，大便溏泻，尿少、色黄，舌苔白腻或淡黄腻，脉濡。

（三）治疗方案

主穴	证型	随证配穴
大椎、肺俞	风寒感冒	风门、涌泉等穴位
	风热感冒	曲池、外关等穴位
	暑湿感冒	中脘、阴陵泉等穴位

（四）天灸方法

感冒糊天灸法：将白芥子、薄荷研细末，用鸡蛋清调成糊状，推于小胶布中央，敷贴于相应穴位上，以纱布覆盖，胶布固定，2～4小时后局部有灼热、麻、痛，随之发赤、起小水疱时，去掉药物。

（五）预防调护

（1）生活上应慎起居，适寒温，在冬春之际尤当注意防寒保暖，盛夏亦不可贪凉露宿。注意锻炼，增强体质，以御外邪。

（2）易患感冒者，可坚持每天按摩迎香，灸大椎、足三里等穴进行预防。

（3）在流行季节，应尽量少去人口密集的公共场所，防止交叉感染。室内可用食醋熏蒸，每立方米空间用食醋5～10毫升，加水1～2倍，加热熏蒸2小时，每日或隔日1次，作空气消毒，以预防传染。

（六）病案分析

• 病 案

苏某，男，24岁。自诉感冒2天。症见恶寒发热，头痛，颈背酸痛，鼻流清涕，喉中发痒，舌苔薄白，脉浮紧。此属风寒感冒。给予感冒糊天灸法。取穴大椎、神阙、涌泉。6小时后汗出少许，症状减轻，12小时后汗出较多，热退身凉，头痛减轻，24小时后，诸症完全消失，痊愈。

二、咳嗽

咳嗽是指肺失宣降，肺气上逆作声，咳吐痰液，此为肺系疾病的主要证候之一。有声无痰为咳，有痰无声为嗽，一般多为痰声并见，难以截然分开，故以咳嗽并称。

（一）诊断依据

临床以咳嗽、咳痰为主要表现，应询查病史的新旧，起病的缓急，是否兼有表证，判断外感和内伤。外感咳嗽，起病急，病程短，常伴有肺卫表证。内伤咳嗽，常反复发作，病程长，多伴其他兼证。

（二）辨证分型

1. 外感咳嗽

起病较急，病初干咳，咽喉或痒或痛，数日后咯出少量黏痰或稀痰。可伴有发热、恶寒、流涕、头身酸痛等表证。

1）风寒束肺

咳嗽白痰，鼻塞流涕，恶寒发热，头痛，全身酸楚，舌淡，苔薄白，脉浮紧。

2）风热犯肺

咳嗽黄痰，黏稠难以咳出，口干咽痛，头痛身热，舌尖红、苔薄黄，脉浮数。

3）燥热伤肺

干咳无痰或痰少而黏，甚则痰中带血，咳痰不爽，鼻燥咽干，胸闷而痛，头痛发热，便干尿赤，舌红少津，苔薄白，脉细数。

2. 内伤咳嗽

病程较长，反复咳嗽、咳痰，或伴有喘息。一般秋冬加重，春夏减轻，甚者常年咳嗽不断，发为咳喘重症。

1）痰湿阻肺

咳嗽痰多，色白，呈泡沫状，易于咯出，咳声重浊，胸部满闷或喘促短气，纳呆腹胀，舌淡，苔白腻，脉濡滑。

2）肺肾阴虚

干咳无痰或少痰，痰黏带血，口干咽燥，五心烦热，潮热盗汗，形体消瘦，舌红，少苔，脉细数。

3）脾肾阳虚

咳嗽气喘，动则尤甚，痰液清稀，面色淡白，形寒肢冷，或肢体浮肿，小便不利，舌淡，苔薄白微腻，脉沉细。

4）肝火灼肺

咳嗽气逆，阵阵而作，痰少而黏，咯吐不易，甚则痰中带血，胁肋胀痛，咽喉干痒，目赤口苦，便秘尿赤，舌边尖红，苔薄黄，脉弦数。

（三）治疗方案

主穴	证型	随证配穴
天突、肺俞	风寒束肺	风门、中府等穴位
	风热犯肺	大椎、曲池等穴位
	燥热伤肺	照海、太溪等穴位
	痰湿阻肺	丰隆、阴陵泉等穴位
	肺肾阴虚	肾俞、膏肓等穴位
	脾肾阳虚	足三里、肾俞等穴位
	肝火灼肺	行间、鱼际等穴位

（四）天灸方法

寒咳饼天灸法：取白芥子90克、白芷9克，共研为细末，适当加蜂蜜调和如稠膏，软坚适度，制成药饼如桂圆大。每次取相应对症的穴位（单侧穴）贴药，先贴左侧穴位，次日贴右侧穴位。贴药后加胶布固定，左右穴位轮流敷贴，3日敷贴1次，10次为1个疗程。

（五）预防调护

（1）对于咳嗽的预防，首先应注意气候变化，防寒保暖，饮食不宜肥甘、辛辣及过咸，嗜酒及吸烟等不良习惯尤当戒除，避免刺激性气体伤肺。

（2）适当参加体育锻炼，以增强体质，提高抗病能力。

（3）内伤咳嗽多呈慢性反复发作，尤其应当注意起居饮食的调护，可根据病情适当选食梨、莱菔、山药、百合、枇杷等，注意劳逸结合。

（六）病案分析

● 病　案

赵某，男，35岁。自诉患咳嗽3年余，经中西医治疗未能根治，咳嗽频繁，咳痰清稀色白，胸闷泛吐，气短乏力，手足欠温，面泽少华，舌淡、苔白滑，脉沉细。诊断脾肾阳虚咳嗽。采用寒咳饼天灸法治疗。以药饼敷贴肺俞（双）、中府（双）、足三里（双）等穴，先贴左侧穴

位，次日贴右侧穴位。3日敷贴1次，敷贴10次后咳嗽明显
减轻，痰亦减少。再敷贴10次，痰除，咳嗽消失，年久咳
嗽获痊愈。

三、哮病

哮病是指以发作时喉中哮鸣有声，呼吸急促困难，甚则喘
息不能平卧为主要临床表现的一种发作性痰鸣气喘的肺系疾病。

（一）诊断依据

（1）呈反复发作。发时常多突然，可见鼻痒、喷嚏、咳
嗽、胸闷等先兆。喉中有明显哮鸣声，呼吸困难，不能平卧，
甚至面色苍白，唇甲青紫，约数分钟、数小时后缓解。

（2）平时可如常人，或稍感疲劳、纳差。但病程日久，反
复发作，导致正气亏虚，可常有轻度哮鸣，甚至在大发作时持
续难平，出现喘脱。

（3）多与先天禀赋有关，家族中可有哮病史。常由气候突
变，饮食不当，情志失调，劳累等诱发。

（二）辨证分型

1. 发作期

1）冷哮

喉中哮鸣如水鸡声，呼吸急促，喘憋气逆，胸膈满闷如

塞，咳不甚，痰少咯吐不爽，色白而多泡沫，口不渴或渴喜热饮，形寒怕冷，天冷或受寒易发，面色青晦，舌苔白滑，脉弦紧或浮紧。

2）热哮

喉中痰鸣如吼，喘而气粗息涌，胸高胁胀，咳呛阵作，咳痰色黄或白，黏浊稠厚，排吐不利，口苦，口渴喜饮，汗出，面赤，或有身热，甚至有好发于夏季者，舌苔黄腻，质红，脉滑数或弦滑。

3）寒包热哮

喉中哮鸣有声，胸膈烦闷，呼吸急促，喘咳气逆，咳痰不爽，痰黏色黄，或黄白相兼，烦躁，发热，恶寒，无汗，身痛，口干欲饮，大便偏干，舌苔白腻燥黄，舌尖边红，脉弦紧。

4）风痰哮

喉中痰涎壅盛，声如拽锯，或鸣声如吹哨笛，喘急胸满，但坐不得卧，咳痰黏腻难出，或为白色泡沫痰液，无明显寒热倾向，面色青暗，起病多急，常倏忽来去，发前自觉鼻、咽、眼、耳发痒，喷嚏，鼻塞，流涕，胸部憋塞，随即迅速发作，舌苔厚浊，脉滑实。

5）虚哮

喉中哮鸣如鼾，声低，气短息促，动则喘甚，发作频繁，甚则持续喘哮，口唇、爪甲青紫，咳痰无力，痰涎清稀或质黏起沫，面色苍白或颧红唇紫，口不渴或咽干口渴，形寒肢冷或烦热，舌质淡或偏红，或紫暗，脉沉细或细数。

2. 缓解期

1）肺脾气虚

气短声低，喉中时有轻度哮鸣，痰多质稀，色白，自汗，怕风，常易感冒，倦怠无力，食少便溏，舌质淡，苔白，脉细弱。

2）肺肾两虚

短气息促，动则为甚，吸气不利，咳痰质黏起沫，脑转耳鸣，腰酸腿软，心慌，不耐劳累。或五心烦热，颧红，口干，舌质红少苔，脉细数；或畏寒肢冷，面色苍白，舌质胖，苔淡白，脉沉细。

（三）治疗方案

主穴	证型	随证配穴
发作期： 膻中、列缺、尺泽、肺俞 缓解期： 肺俞、膏肓、气海、肾俞、足三里	冷哮	风门、大椎等穴位
	热哮	曲池、太白等穴位
	寒包热哮	尺泽、大椎等穴位
	风痰哮	丰隆、阴陵泉等穴位
	虚哮	中府、膻中等穴位
	肺脾气虚	脾俞、中府等穴位
	肺肾两虚	涌泉、命门等穴位

（四）天灸方法

白芥子糊天灸法：将白芥子碾成细末，以清水调成糊状。在哮喘发作期，取药糊适量敷贴于上背部肩胛区或对应症状相关的穴位上。敷贴后加纱布覆盖，用胶布固定，贴药30分钟至1小时，3日敷贴1次，敷10次为1个疗程。

（五）预防调护

（1）注意保暖，防止感冒，避免因寒冷空气的刺激而诱发。根据身体情况，作适当的体育锻炼，以逐步增强体质，提高抗病能力。饮食宜清淡，忌肥甘油腻，辛辣甘甜之品，防止生痰生火，避免海鲜发物；避免烟尘异味；保持心情舒畅，避免不良情绪的影响；劳逸适当，防止过度疲劳。

（2）在缓解期间，可用艾条灸风门、肺俞、膏肓、脾俞、肾俞、关元、气海、足三里等穴。每次选用3～5穴，灸至皮肤潮红为度。每日1次，连续灸治3～6个月，常有较好的防治作用。

（六）病案分析

● 病　案

梁某，男，50岁。自诉患哮喘5年余，经中西医治疗未能根治，天气寒冷或劳累时哮喘发作频繁，形寒怕冷，易疲倦，腰酸，舌苔淡白，质胖，脉沉细。诊断为肺肾两虚型哮病。采用白芥子糊天灸法治疗。以白芥子糊天灸法敷贴肺俞（双）、膏肓（双）、肾俞（双）等穴。3日敷贴1次，敷10次后症状较前减轻。再敷贴10次，痰明显减少，症状明显缓解。

四、喘病

喘病，喘即气喘、喘息，以气息急迫为其主要临床表现，可见呼吸困难，甚至张口抬肩，鼻翼煽动，不能平卧，严重者可致喘脱。作为一个症状，喘可以出现在许多急、慢性疾病过程中，如咳嗽、肺胀、悬饮等。但喘不仅是肺系病的主要证候之一，也可因其他脏腑病变影响于肺所致，如水肿、臌胀、虚劳等。当喘成为这些疾病某一阶段的主证时，即称作喘病。

（一）诊断依据

（1）以喘促短气，呼吸困难，甚至张口抬肩，鼻翼煽动，不能平卧，口唇发绀为特征。

（2）多有慢性咳嗽、哮病、肺痨、心悸等病史，每遇外感及劳累而诱发。

（二）辨证分型

1. 实喘

1）风寒袭肺

喘息咳逆，呼吸急促，胸部胀闷，痰多稀薄而带泡沫，色白质黏，常有头痛，恶寒，或有发热，口不渴，无汗，苔薄白而滑，脉浮紧。

2）表寒肺热

喘逆上气，胸胀或痛，息粗，鼻煽，咳而不爽，吐痰稠黏，伴形寒，身热，烦闷，身痛，有汗或无汗，口渴，苔薄白或燥黄，舌边红，脉浮数或滑。

3）痰热郁肺

喘咳气涌，胸部胀痛，痰多质黏色黄，或夹有血丝，伴胸中烦闷，身热，有汗，口渴而喜冷饮，面赤，咽干，小便赤涩，大便或秘，舌质红，舌苔薄黄或腻，脉滑数。

4）痰浊阻肺

喘而胸满闷塞，甚则胸盈仰息，咳嗽，痰多黏腻色白，咯吐不利，兼有呕恶，食少，口黏不渴，舌苔白腻，脉象滑或濡。

5）肺气郁闭

每遇情志刺激而诱发，发时突然呼吸短促，息粗气憋，胸闷胸痛，咽中如窒，但喉中痰鸣不著，或无痰声。平素常多忧思抑郁，失眠，心悸。苔薄，脉弦。

2. 虚喘

1）肺气虚耗

喘促短气，气怯声低，喉有鼾声，咳声低弱，吐稀薄痰，自汗畏风，或见咳呛，痰少质黏，烦热而渴，咽喉不利，面颧潮红，舌质淡红或有剥苔，脉软或细数。

2）肾虚不纳

喘促日久，动则喘甚，呼多吸少，气不得续，形瘦神惫，跗肿，汗出肢冷，面青唇紫，舌淡苔白或黑而润滑，脉微细或沉弱；或见喘咳，面红烦躁，口咽干燥，足冷，汗出如油，舌红少津，脉细数。

3）正虚喘脱

喘逆剧甚，张口抬肩，鼻煽气促，端坐不能平卧，稍动则咳喘欲绝，或有痰鸣，心慌动悸，烦躁不安，面青唇紫，汗出如珠，肢冷，脉浮大无根，或见歇止，或模糊不清。

（三）治疗方案

主穴	证型	随证配穴
实喘：膻中、列缺、尺泽、肺俞 虚喘：肺俞、膏肓、气海、肾俞、足三里	风寒袭肺	风门、大椎等穴位
	表寒肺热	曲池、大椎等穴位
	痰热郁肺	丰隆、曲池等穴位
	痰浊阻肺	丰隆、孔最等穴位
	肺气郁闭	风门、尺泽等穴位
	肺气虚耗	脾俞、气海等穴位
	肾虚不纳	关元、肾俞等穴位
	正虚喘脱	天突、定喘等穴位

（四）天灸方法

白芥子糊天灸法：将白芥子碾成细末，以清水调成糊状。在哮喘发作期，取药糊适量敷贴于上背部肩胛区或对应症状相关的穴位上。敷贴后加纱布覆盖，用胶布固定，贴药30分钟至1小时，3日敷贴1次，敷贴10次为1个疗程。

（五）预防调护

（1）平时积极锻炼身体，增强体质，提高抗病能力。认真查找过敏原，避免接触而诱发。防寒保暖，力戒烟酒，不吃或少食肥甘厚腻之品及海鲜发物。

（2）可艾灸风门、肺俞、膏肓、脾俞、肾俞、关元、气海、足三里等穴，每次选用3～5穴，灸至皮肤潮红为度。每日1次，连续灸治3～6个月，常有较好的防治作用。

（六）病案分析

● 病　案

陈某，男，62岁。主诉：咳嗽、气喘反复发作20年，加重1周。冬季多发，近年来发作频繁，甚则张口抬肩，呼吸困难，喉间痰鸣，不能平卧，曾多次住院治疗，诊断为"慢性喘息性支气管炎"。给予注射氨茶碱、地塞米松等方能平喘。近日因受凉再发，咳嗽、咳痰量多，质稀色白，呼吸急促，喘息不能平卧，动则尤甚，形寒肢冷。查：面色苍白、呼吸急促、喉中痰鸣，双肺可闻及干湿啰音，舌质淡，苔白滑，脉沉。中医诊断为喘病，证属寒饮犯肺，肺失宣降。先经对症处理，患者得以平卧后，用天灸疗法治疗，选用白芥子、葶苈子、细辛等加工成药末，敷贴，取穴：大椎、定喘、肺俞、脾俞、肾俞，每周治疗1次，4次为1个疗程，经1个疗程治疗后咳喘症状稍缓解，继续第2个疗程治疗，共3个疗程治疗，病情基本平稳。由于患者咳喘多年，久病必虚，导致肺、脾、肾三脏俱虚。取大椎振奋诸阳；定喘、肺俞宣肺平喘；脾俞健脾化痰；肾俞培元固本。药物敷贴于特定的穴位，既有不断刺激穴位的作用，又可使药物直接渗入穴位，随经气的运行直趋病所。应用天灸疗法治疗喘病，更有利于病情的改善及预防再发。

五、肺胀

肺胀是多种慢性肺系疾患反复发作，迁延不愈，导致肺气胀满，不能敛降的一种证。

（一）诊断依据

（1）有慢性肺系疾患病史多年，反复发作，时轻时重，经久难愈。多见于老年人。

（2）临床表现为咳逆上气，痰多，胸中憋闷如塞，胸部膨满，喘息，动则加剧，甚则鼻煽气促，张口抬肩，目胀如脱，烦躁不安，日久可见心慌动悸，面唇紫绀，脘腹胀满，肢体浮肿，严重者可出现喘脱。

（3）常因外感而诱发。其他如劳倦过度、情志刺激等也可诱发。

（二）辨证分型

1. 痰浊壅肺

胸膺满闷，短气喘息，稍劳即著，咳嗽痰多，色白黏腻或呈泡沫，畏风易汗，脘痞纳少，倦怠乏力，舌暗，苔薄腻或浊腻，脉小滑。

2. 痰热郁肺

咳逆，喘息气粗，胸满，烦躁，目胀睛突，痰黄或白，黏稠难咯，或伴身热，微恶寒，有汗不多，口渴欲饮，溲赤，便干，舌边尖红，苔黄或黄腻，脉数或滑数。

3. 痰蒙神窍

神志恍惚，表情淡漠，谵妄，烦躁不安，撮空理线，嗜睡，甚则昏迷，或伴肢体瞤动，抽搐，咳逆喘促，咳痰不爽，苔白腻或黄腻，舌质暗红或淡紫，脉细滑数。

4. 阳虚水泛

心悸，喘咳，咳痰清稀，面浮，下肢浮肿，甚则一身悉肿，腹部胀满有水，脘痞，纳差，尿少，怕冷，面唇青紫，苔白滑，舌胖质暗，脉沉细。

5. 肺肾气虚

呼吸浅短难续，声低气怯，甚则张口抬肩，倚息不能平卧，咳嗽，痰白如沫，咯吐不利，胸闷心慌，形寒汗出，或腰膝酸软，小便清长，或尿有余沥，舌淡或紫暗，脉沉细数无力，或有结代。

（三）治疗方案

主穴	证型	随证配穴
定喘、肺俞、脾俞、肾俞	痰浊壅肺	中脘、阴陵泉等穴位
	痰热郁肺	曲池、丰隆等穴位
	痰蒙神窍	丰隆、神阙等穴位
	阳虚水泛	关元、命门等穴位
	肺肾气虚	气海、涌泉等穴位

（四）天灸方法

将附子、细辛、延胡索等碾成细末，以生姜汁调成糊状。在肺胀发作期，取药糊适量敷贴于对应证型相关的穴位上。敷贴后加纱布覆盖，用胶布固定，贴药30分钟至1小时，每周治疗2次，4次为1个疗程。

（五）预防调护

（1）注意保暖，秋冬季节，气候变化之际，尤须避免感受外邪。一经发病，立即治疗，以免加重。

（2）平时常锻炼身体，提高抗病能力。

（3）禁烟酒，忌恣食辛辣、生冷、咸、甜之品。

（4）有水肿者应进低盐或无盐饮食。

（六）病案分析

● 病　案

　　张某，男，76岁。主诉：反复咳嗽、气喘10余年，再发加重2天。10余年前无明显诱因下反复出现咳嗽咳痰，胸部膨满，胸闷如塞，喘息气促，甚至出现唇甲发绀，心悸浮肿。2天前上述症状再发并加重，咳嗽，咳白色黏痰，胸部胀满，气促，双下肢浮肿。查：面色㿠白，呼吸急促，胸廓饱满，双下肢浮肿，舌质暗，苔白滑，脉沉滑。中医诊断为肺胀，证属阳虚水泛。先予真武汤加减以缓解症状，再用天灸疗法治疗，选用附子、细辛等加工成药末，用生姜汁调成糊状，敷贴，取穴：大椎、肺俞、脾俞、肾俞，每周治疗2次，4次为1个疗程，经1个疗程治疗后咳喘症状稍缓解，继续第2个疗程治疗，共3个疗程治疗，病情基本平稳。由于患者咳喘多年，肺气长期壅滞，肺叶恒久膨胀、不能敛降，病情反复发作，迁延不愈，肺脾肾三脏虚损，从而导致肺管不利，气道不畅，肺气壅滞，胸膺胀满，心悸气促，下肢浮肿等症状。取大椎振奋诸阳；肺俞宣肺平喘；脾俞健脾化饮；肾俞培元固本。以此达到改善症状和预防再发的目的。

六、鼻炎

鼻炎是指鼻腔黏膜的炎性病变，分为急性、慢性和过敏性几种。急性鼻炎是鼻腔黏膜的急性感染性炎症，慢性鼻炎包括单纯性鼻炎、肥厚性鼻炎和萎缩性鼻炎，为鼻黏膜和黏膜下的慢性炎性疾病，可由急性鼻炎日久不愈迁延而来，或由灰尘或化学物质长期刺激而致。过敏性鼻炎又名"变态反应性鼻炎"，是由多种特异性致敏原引起的鼻黏膜变态反应性疾病。

（一）诊断依据

1. 慢性鼻炎

（1）以长期持续鼻塞，或间歇性、交替性鼻塞，鼻涕量多为主要症状。或伴有头昏、记忆力下降、失眠、耳鸣、耳内闭塞感等症。

（2）病程较长，疲劳、感寒后症状加重。易并发耳胀、耳闭。

（3）鼻腔检查黏膜充血，呈红色或暗红色，鼻黏膜肿胀以下鼻甲为主。

2. 过敏性鼻炎

（1）以阵发性鼻痒，连续喷嚏，鼻塞，鼻涕清稀量多为主要症状。伴有失嗅、眼痒、咽喉痒等症。

（2）起病迅速。症状一般持续数分钟至数十分钟。间歇期无喷嚏及鼻塞。可并发荨麻疹、哮喘等病。

（3）常因接触花粉、烟尘、化学气体等致敏物质而发病，有时环境温度变化亦可诱发。

（4）鼻腔检查黏膜多为苍白，少数充血，鼻甲肿胀。发作时有较多清稀分泌物。

（二）辨证分型

1. 外感风寒

鼻塞较重，喷嚏频作，涕多而清稀，鼻音重浊。伴头痛身痛，无汗恶寒，舌淡，苔薄白，脉浮紧。

2. 外感风热

鼻塞而干，时重时轻，或鼻痒气热，涕少黄稠，发热恶风，头痛咽痛，口渴喜饮，舌质红，苔白或微黄，脉浮数。

3. 气滞血瘀

持续性鼻塞，涕多而黏，色白或黄稠，嗅觉不敏，声音不畅，舌质红或有瘀点，脉弦细涩。

4. 气虚邪滞

鼻塞时轻时重或昼轻夜重，涕黏而稀，遇寒加重，头晕头重，舌淡红、苔薄白，脉缓。兼肺气虚者鼻腔发痒闷胀，喷嚏频作，鼻塞，流清涕，自汗；兼脾气虚者气短声低，倦怠懒言，纳差，腹胀、腹泻；兼肾气虚者形寒肢冷，腰膝酸软，舌胖而淡，苔薄白，脉虚弱。

（三）治疗方案

主穴	证型	随证配穴
迎香、鼻通、印堂	外感风寒	大椎、风池等穴位
	外感风热	曲池、尺泽等穴位
	气滞血瘀	肺俞、膈俞等穴位
	气虚邪滞	百会、太渊等穴位

（四）天灸方法

将附子、细辛、延胡索等碾成细末，以生姜汁调成糊状。在鼻炎发作期，取药糊适量敷贴于相关证型对应的穴位上。敷贴后用胶布固定，贴药30分钟至1小时，每周治疗1次，4次为1个疗程。

（五）预防调护

（1）局部护理：指导患者正确擤鼻，预防并发症，避免长期使用鼻腔减充血剂，防止造成"药物性鼻炎"。用手指于鼻梁两侧上下摩擦。

（2）生活起居：注意气候变化，及时增减衣服。注意锻炼身体，参加适当的体育活动，增强体质，预防感冒，注意环境卫生，居室经常通风，避免粉尘长期刺激，积极防治伤风鼻塞。

（3）饮食调理：注意饮食卫生，戒除烟酒，饮食宜清淡，避免辛辣刺激食物。

（4）情志调摄：鼓励患者树立战胜疾病的信心。

（六）病案分析

• 病　案

　　李某某，男，38岁。主诉：鼻塞、鼻痒、打喷嚏、流水样鼻涕，反复发作约10年。经多方治疗无效，曾在五官科检查：鼻黏膜苍白水肿，诊断为过敏性鼻炎。患者2019年用天灸疗法治疗：使用东莞市中医院特制的天灸药物，在夏天初伏、中伏、末伏三天，在肺俞、风门、大椎、大肠俞、关元、中脘敷贴药物，每次1~2小时，感觉灼热，将药物去除。2019年在三九天继续巩固贴药，当年鼻塞、鼻痒、喷嚏、流水样清涕明显减少。2020年三伏天继续前来贴药，巩固治疗。

　　过敏性鼻炎，是一种变态反应性疾病，属中医"鼻鼽"范畴。中医认为，鼻鼽多为阳虚，冬季寒邪袭肺，故易引起病情发作或加重，夏季暑热当令，寒邪渐衰，则病情缓解或减轻。故在夏季病情缓解期、机体反应性最好的情况易于取效。

　　三伏天灸，在时间医学上庚日属金与肺相配，夏季天气炎热，为温煦阳气驱散内伏寒邪最好节气，加上辛温、走窜、通经、平喘、温阳利气之药物，使肺气升降正常，温补脾肾，从而增强机体抗病能力。

七、慢性咽喉炎

慢性咽喉炎包括慢性咽炎和慢性喉炎。慢性咽炎是指咽部黏膜及黏膜下组织、淋巴组织的弥漫性慢性炎症，以咽中不适为主症。慢性喉炎是指喉部黏膜的一般性病菌引起的慢性炎症，以声音嘶哑为主症，多因急性咽炎或急性喉炎治疗不当、反复发作或邻近组织的慢性炎症所致。

（一）诊断依据

（1）咽喉干燥或痒、疼、异物感等为主要症状。

（2）病程较长，咽喉不适症状时轻时重。

（3）常有急性咽喉炎反复发作病史，或烟酒过度，或环境空气干燥、粉尘刺激等导致发病。

（4）咽喉检查黏膜肿胀，或有萎缩，或有暗红色斑块状、树枝状充血。

（二）辨证分型

1. 肺阴不足

咽中不适，干燥微痛、干咳无痰，或痰少而黏，午后颧红，精神疲乏，手足心热，气短乏力，舌红而干、少苔，脉细数。

2. 肾阴亏虚

咽中不适，干燥微痛，不喜多饮，腰膝酸软，虚烦失眠，头晕眼花，舌质红嫩，脉细数。

3. 痰瘀互结

咽中不适，有痰黏附、色黄难咯，恶心欲呕，咽痛如鲠，舌质偏红或有瘀斑瘀点、苔黄厚或腻，脉细滑数或细涩。

（三）治疗方案

主穴	证型	随证配穴
天突、列缺、照海	肺阴不足	肺俞、太溪等穴位
	肾阴亏虚	太渊、经渠等穴位
	痰瘀互结	丰隆、三阴交等穴位

（四）天灸方法

将附子、细辛、延胡索等碾成细末，以生姜汁调成糊状。在慢性咽喉炎发作期，取药糊适量敷贴于相关证型对应的穴位上。敷贴后用胶布固定，贴药30分钟至1小时，每周治疗1次，4次为1个疗程。

（五）预防调护

（1）避免有害气体的不良刺激，忌食辛辣刺激食物，力戒烟酒。

（2）注意休息，减少或避免过度讲话，合理发音。

（3）积极锻炼身体，增强体质，提高机体抵抗力。

（六）病案分析

● 病　案

蔡某，女，43岁。主诉：咽干、咽痒3年。3年前感冒后出现咽干咽痒，当时未治疗，后逐渐出现咳嗽，咽异物感。曾在耳鼻喉科行喉镜示：慢性咽喉炎，予对症治疗后症状可缓解，但反复。遂行针灸治疗，当时正值三伏天，遂予天灸药物敷贴大椎、肺俞、风门、脾俞，3个疗程后患者自觉症状明显改善，嘱患者三九天继续巩固治疗。

第二节　消化科病症

消化系统功能与脾胃两脏最为密切，脾为太阴湿土之脏，喜温燥而恶寒湿，得阳气温煦则运化健旺。胃喜润恶燥，不仅需要阳气的蒸化，更需要阴液的濡养。若脾的运化水谷精微功能减退，则运化吸收功能失常，出现便溏、腹胀、倦怠、消瘦等病变；运化水湿功能失调，可产生湿、痰、饮等病理产物，发生泄泻等病症。若胃受纳、腐熟水谷及通降功能失常，则发生纳差、胃痛、痞满、大便秘结等症；若胃气失降而上逆，可致嗳气、恶心、呕吐、呃逆等症。

一、胃痛

胃痛，又称胃脘痛，是指上腹胃脘部近心窝处发生疼痛，有胀痛、刺痛、隐痛、剧痛等不同的疼痛性质，可伴有上腹部压痛。常伴有食欲不振、腹胀、恶心呕吐、嘈杂、泛酸、嗳气等上消化道症状。多有反复发作病史，发病前多有明显的诱因，如天气变化、情志不畅、劳累、饮食不当等。西医学中急慢性胃炎、胃及十二指肠溃疡、胃癌、胃神经官能症等以上腹部疼痛为主要症状者，均可参考本病辨证论治。

（一）诊断依据

（1）胃脘部疼痛，常伴有食欲不振，痞闷或胀满，恶心呕吐，吞酸嘈杂等。

（2）发病常与情志不遂、饮食不节、劳累、受寒等因素有关。

（3）起病或急或缓，常有反复发作的病史。

（4）上消化道X线钡餐造影、胃镜及病理组织学检查等，有助于明确诊断。

（二）辨证分型

1. 寒邪客胃

胃痛暴作，恶寒喜暖，得温痛减，遇寒加重，口淡不渴，或喜热饮。舌淡苔薄白，脉弦紧。

2. 宿食积滞

胃脘疼痛，胀满拒按，嗳腐吞酸，或呕吐不消化食物，其味腐臭，吐后痛减，不思饮食，大便不爽，得矢气及便后稍舒。舌苔厚腻，脉滑。

3. 肝气犯胃

胃脘胀痛，连及两胁，每因情志不遂加重，得嗳气、矢气则痛舒，胸闷嗳气，喜长叹息，大便不畅。舌苔薄白，脉弦。

4. 脾胃虚寒

胃脘隐痛，遇寒或饥时痛甚，得温熨或进食则缓，喜暖喜按。舌质淡而胖，边有齿痕，苔薄白，脉沉而无力。

5. 瘀血阻滞

胃脘疼痛，状如针刺或刀割，痛有定处而拒按，食后加剧，入夜尤甚，或见吐血、黑便。舌暗有瘀斑，脉涩。

6. 胃阴不足

胃脘隐痛或隐隐灼痛，嘈杂似饥，饥不欲食，口燥咽干，五心烦热，消瘦乏力，口渴思饮，大便干结或腑行不畅。舌红少津，脉细数。

（三）治疗方案

主穴	证型	随证配穴
足三里、公孙、内关、中脘	寒邪客胃	神阙、梁丘等穴位
	宿食积滞	梁门、建里等穴位
	肝气犯胃	期门、太冲等穴位
	脾胃虚寒	神阙、气海、脾俞、胃俞等穴位
	瘀血阻滞	血海、膈俞、阿是穴等穴位
	胃阴不足	胃俞、太溪、三阴交等穴位

（四）天灸方法

取白附子、细辛、白芥子、延胡索、甘遂、吴茱萸、小茴香、桂枝等份研末，使用时用生姜汁调开呈糊状，挑取少许敷贴于穴位，用圆形胶布固定，敷贴30分钟～2小时为宜，以局部皮肤发红发热为度。

（五）预防调护

（1）实证胃痛的发生，与感受外邪尤其是受寒，饮食不节，情绪过激及烟酒过度关系密切。因此，应注意气候变化，尤其突然转寒时，注意适当增加衣服，避免受凉；饮食宜清淡、半流质、易消化且不宜过饱。

（2）虚证胃病的发生与体弱、脾胃不健的关系密切，因此，宜劳逸结合，避免过劳过逸。

（3）保持情绪稳定和乐观。

（六）病案分析

● 病　案

　　张某，女，34岁。反复胃脘部疼痛1年余，每逢天冷季节或饮食生冷易诱发疼痛，热敷可缓解，胃纳一般，大便正常。曾服中药调理，服药期间可缓解，停药后胃痛反复发作，因煎药麻烦未能坚持服用。三天前进食生冷食物后胃痛复发，遂来就诊。症见胃脘隐痛，得温痛减，大便溏，无恶寒发热，舌淡苔白，脉沉。辨证为寒邪客胃、脾胃虚寒，予上方制成糊状，贴于足三里、公孙、中脘、神阙、梁门等穴，隔天1次，每次2小时，共3次治疗后症状明显缓解。本次治疗后嘱患者注意饮食调护，每年"三伏天""三九天"坚持天灸治疗，随诊一年患者自诉复发频率较前明显降低。

　　缘患者素体脾胃虚寒，加之饮食不慎，寒邪客胃，使病情反复。内服温中健脾的中药虽有效，但煎药麻烦患者难以坚持，可用天灸疗法替代，即所谓"外治之理，即内治之理；外治之药，即内治之药"也。

二、胃肠功能紊乱

　　胃肠功能紊乱，又称"功能性胃肠病"，是指在排除器质性病变前提下，以情志因素为主要诱因，影响胃肠功能，进而引起反酸、嗳气、厌食、恶心呕吐、剑突下烧灼感、腹痛、腹胀、肠鸣、腹泻、便秘等胃肠道相关症状，因症状特征而有不同命名，如功能性消化不良、肠易激综合征等。

　　中医认为，本病以情志内伤为主，忧思伤脾、郁怒伤肝，以致气机不利，胃失和降，肠道传导失司。气机郁结不通，而见胃痞、腹胀、便秘等症；气机上逆则反酸、嗳气、呕吐；肝脾失调，脾失健运，水谷不化，下趋肠道，则肠鸣、腹泻；气郁化火，则剑突下胃脘部可有烧灼感。

（一）诊断依据

　　（1）有胃痞、腹胀、便秘、反酸、嗳气、呕吐、嘈杂、腹泻等胃肠道症状中一种或多种。

　　（2）呈持续或反复发作的慢性过程。

　　（3）排除可解释症状的器质性疾病。

（二）辨证分型

1. 胃气壅滞

胃痞、腹胀，舌淡，苔薄白，脉滑。

2. 腑气不通

便秘，舌苔薄黄，脉弦。

3. 胃气上逆

反酸、嗳气、呕吐，舌淡，苔厚腻，脉滑。

4. 胃虚

嘈杂时作时止，体倦乏力，不思饮食，舌淡，脉虚。

5. 寒湿中阻

肠鸣、腹泻，舌淡，苔白腻，脉濡缓。

6. 肝胃郁热

剑突下胃脘部有烧灼感，心烦易怒，口干口苦，咽干口渴，舌红，苔白，脉弦数。

（三）治疗方案

主穴	证型	随证配穴
肝俞、胃俞、大肠俞、内关	胃气壅滞	中脘、膻中等穴位
	腑气不通	天枢、上巨虚等穴位
	胃气上逆	中脘、足三里等穴位
	胃虚	脾俞、公孙等穴位
	寒湿中阻	天枢、阴陵泉等穴位
	肝胃郁热	太冲、期门等穴位

（四）天灸方法

取白附子、细辛、白芥子、延胡索、甘遂、吴茱萸、小茴香、桂枝等份研末，使用时用生姜汁调开呈糊状，挑取少许敷贴于穴位，用圆形胶布固定，敷贴30分钟～2小时为宜，以局部皮肤发红发热为度。

（五）预防调护

（1）饮食宜清淡，忌食生冷食物，避免饥饱失常，进食不宜过快，宜进食易消化食物，应保持心情舒畅，避免过喜、暴怒。

（2）若并发于一些急慢性疾病过程中，要积极治疗原发病。

（3）生活起居避免久坐少动，宜多运动，以疏通气血。养成定时用餐、定时排便的习惯。

（4）便秘不可滥用泻药，使用不当反加重便秘症状。对便秘日久，年老体弱者，尤其要注意细心护理，防止过度用力努挣引起虚脱。

（六）病案分析

● 病　案

刘某，男，81岁。因"反复左膝疼痛2年，加重3天"，于2020年夏至入住东莞市中医院骨科，既往有"高血压病、冠心病、肾结石、慢性胃炎、胃息肉、结肠息肉、前列腺增生"病史多年。入院时神志清，精神尚可，诉左膝部疼痛、活动受限，无恶寒、发热，无头晕、头痛，无恶心、呕吐，纳眠可，大小便正常。患者入院后逐渐出现排便不规律，甚至3天不解大便，遂请消化内科会诊。会诊症见：患者神清，精神可，左膝关节肿痛，胃纳一般，大便3天未解，无腹痛、腹胀等不适，无明显便意，小便正常，入院后卧床休息为主，舌苔薄白，脉弦紧。分析：患者平素大便正常，入院后逐渐出现排便不规律，因住院后卧床休息为主，活动较少，生活节奏及习惯改变，使体内气机不畅，加之膝关节疼痛多年，瘀血内阻，气机郁滞，影响排便规律，诊断为"胃肠功能紊乱"，中医诊断"便秘—气秘"，时值夏至时节，予天灸疗法，选穴"双肝俞、双胃俞、双大肠俞、双内关、双天枢、双上巨虚"，第二天即诉解出少量硬便，而后保持隔天1解，嘱患者按天灸疗程治疗以巩固疗效。

胃肠功能紊乱属病房常见病，尤以老年患者多见，主要源于生活节奏及环境改变，影响肠道气机而致病，管床医生多予乳果糖等缓泻药以对症治疗，但多数患者合并其他基础病，需要同时服用多种药物，天灸疗法属中医外治法的重要一种，通过经络穴位吸收药物，降低消化道负担，适合临床开展。

三、腹痛

凡是以胃脘以下，耻骨毛际以上部位的疼痛为主要表现者，即为腹痛。西医学中急慢性胰腺炎、胃肠痉挛、神经官能性腹痛、消化不良性腹痛等可参考本病辨证论治。

（一）诊断依据

（1）腹痛疼痛性质各异，但一般不甚剧烈，且按之柔软，压痛较轻，无肌紧张及反跳痛。

（2）起病多缓慢，其痛发或加剧，常与饮食、情志、受凉等因素有关。

（3）腹部X线片检查、B超检查及有关实验室检查有助于诊断和鉴别诊断。

（4）应排除外科、妇科腹痛，以及其他内科病症中出现的腹痛症状。

（二）辨证分型

1. 寒邪内阻

腹痛急迫，剧烈拘急，得温痛减，遇寒尤甚，口淡不渴，形寒肢冷，小便清长，大便清稀或秘结，舌淡，苔白腻，脉沉紧。

2. 饮食积滞

脘腹胀满，疼痛拒按，嗳腐吞酸，厌食呕恶，痛而欲泻，泻后痛减，或大便秘结。舌苔厚腻，脉滑。

3. 肝郁气滞

腹胀闷痛，痛无定处，痛引少腹，或兼痛窜两胁，时作时止，得嗳气或矢气则舒，遇忧思恼怒则剧，喜太息。舌质红，苔薄白，脉弦。

4. 瘀血内停

腹痛较剧，痛如针刺或刀割，痛处固定，经久不愈，入夜尤甚。舌质紫暗，脉细涩。

5. 中虚脏寒

腹痛绵绵，时作时止，喜热恶冷，痛时喜按，神疲乏力，气短懒言，纳食不佳，面色萎黄，大便溏薄。舌淡，苔白，脉弱或沉缓。

6. 湿热壅滞

腹部胀痛，痞满拒按，烦渴引饮，小便短黄，大便秘结，或溏滞不爽。舌红，苔黄，脉滑数。

（三）治疗方案

主穴	证型	随证配穴
足三里、中脘、天枢、关元	寒邪内阻	神阙、气海等穴位
	饮食积滞	建里、内庭等穴位
	肝郁气滞	肝俞、太冲等穴位
	瘀血内停	曲泉、血海等穴位
	中虚脏寒	脾俞、神阙等穴位
	湿热壅滞	阳陵泉、下巨虚等穴位

（四）天灸方法

取白附子、细辛、白芥子、延胡索、甘遂、砂仁、吴茱萸、小茴香、桂枝等份研末，使用时，用生姜汁调开呈糊状，挑取少许敷贴于穴位，用圆形胶布固定，敷贴30分钟～2小时为宜，以局部皮肤发红发热为度。

（五）预防调护

（1）属寒痛者，应注意保暖、避风寒。

（2）属虚痛者，宜进食易消化食物。

（3）属热痛者，忌食肥甘厚味、醇酒辛辣之品。

（4）属食积者，注意节制饮食。

（5）属气滞者，要保持心情舒畅。

（六）病案分析

> **• 病案**
>
> 　　张某，男，51岁。近1个月来自觉右下腹部疼痛，呈针刺样，痛处固定，无明显外伤史，腹部B超检查未见异常，口服制酸护胃药未见明显好转。来诊症见：神清，精神尚可，痛处拒按，大便干，2~3天1行，无发热恶寒，舌暗，苔薄白，脉弦涩。诊断为气滞血瘀型腹痛，予上方制成糊状，贴于足三里、中脘、天枢、太冲、血海、阿是穴等处，留置2小时，当时即感痛减，隔天治疗1次，持续治疗1个月后痊愈，大便正常。
>
> 　　患者大便不畅多日，腑气不通，气不运血，导致瘀血停滞而痛。本方以温阳通经为法，配合中脘、天枢等穴，促进大肠传导之力，大便畅通，气血运行恢复通畅，腹痛自消。

四、痞满（无形腹胀）

痞满是由于中焦气机阻滞，升降失常，出现以胸腹痞满不舒为主症的病症。一般触之无形，按之柔软，压之不痛。按部位分有胸痞、心下痞等。心下即胃脘部，故心下痞又称"胃痞"，该病是脾胃病中较为常见的病症。

（一）诊断依据

（1）以胃脘部痞满不舒为主症，望之无胀大之形，按之柔软，触之无块，压之不痛。起病缓慢，时轻时重，呈反复发作的慢性过程。发病常与饮食、情志、起居、寒温等诱因有关。

（2）需排除胃癌及其他病症中出现的痞满症状。

（3）胃镜检查、上消化道X线钡剂检查、胃电图等有助于本病的诊断。

（二）辨证分型

1. 饮食积滞

嗳腐吞酸，脘腹满闷，痞满不舒，按之更甚，舌苔厚腻，脉弦滑。

2. 痰湿内阻

胸脘痞满，恶心欲吐，身重肢倦，舌体胖大，边有齿痕，苔白厚腻，脉沉滑。

3. 肝郁气滞

脘腹不舒，痞塞满闷，胸胁胀满，嗳气则舒，常因情志因素加重，舌红或淡红，苔薄白，脉弦。

4. 脾胃虚寒

脘腹不舒，痞塞胀满，时缓时急，喜温喜按，体倦乏力，舌质淡，苔白，脉沉弱。

5. 邪热内陷

胃脘痞满，灼热急迫，按之满甚，心中烦热多汗，大便干结，小便短赤，舌质红，苔黄，脉数。

（三）治疗方案

主穴	证型	随证配穴
膻中、中脘、内关、足三里	饮食积滞	下脘、天枢等穴位
	痰湿内阻	丰隆、阴陵泉、脾俞、胃俞等穴位
	肝郁气滞	太冲、阳陵泉等穴位
	脾胃虚寒	脾俞、胃俞、阴陵泉等穴位
	邪热内陷	曲池、大椎等穴位

（四）天灸方法

取白附子、细辛、白芥子、延胡索、甘遂、砂仁、吴茱萸、小茴香、桂枝等份研末，使用时用生姜汁调开呈糊状，挑取少许敷贴于穴位，用圆形胶布固定，敷贴30分钟～2小时为宜，以局部皮肤发红发热为度。

（五）预防调护

（1）饮食有节，不宜过饱过饥，食宜清淡，勿恣食生冷肥甘之品，宜戒烟酒，忌喝浓茶，以免损伤脾胃，气滞酿痰。

（2）调节情志，保持心情愉快，避免精神刺激，以免气机郁滞。

（3）起居有常，预防风寒、湿热之邪侵袭。

（4）适当参加体育锻炼，如太极拳、慢跑等运动，量力而行，以增强体质，调畅气机。

（六）病案分析

● 病　案

　　王某，男，34岁。反复胃脘部胀满不适十余年，每因心情紧张而诱发，局部疼痛拒按，嗳气连连。来诊症见：胃脘部痞满，隐痛，按之不适，嗳气反舒，大便黏，舌淡，苔腻，脉弦细。诊断为肝郁气滞、痰湿内阻型痞满，予上方制成糊状，贴于膻中、中脘、内关、足三里、丰隆、阴陵泉、太冲等处，持续2小时，隔天1次，连续治疗2周，症状逐渐缓解。嘱患者保持心情舒畅，坚持"三九天""三伏天"天灸治疗。

　　患者素有痰湿内停，阻碍气机，加之情绪不畅，肝郁气滞，胃气不能下降而致病。本方以温经通络和胃为法，配合中脘、膻中、太冲、丰隆等穴，疏肝和胃化痰，相辅相成，气顺痰消而愈。

五、泄泻（慢性结肠炎）

泄泻是指大便次数增多，粪便溏薄或完谷不化，甚至如水样的病症，常伴有腹痛、腹胀、肠鸣等症状，多由脾胃运化功能失职，湿邪内盛所致。西医学中急慢性肠炎、胃肠功能紊乱、肠结核等肠道疾病，以腹泻为主要表现者，均可参考本病辨证论治。

（一）诊断依据

（1）大便稀溏或如水样，次数增多，每日3次以上。

（2）常伴有腹胀腹痛、肠鸣纳呆。多由寒热、饮食、情志等因素诱发。

（3）急性泄泻起病急，病程短，有感受寒凉、暴饮暴食或误食不洁之物的病史，多伴有恶寒、发热等症状。久泄起病缓，病程长，时发时止，多为禀赋不足，或由急性泄泻失治误治，迁延日久而成，常因受凉、饮食生冷或情志不畅而诱发。

（4）大便常规、大便培养、X射线钡剂灌肠、肠道内镜、腹部B超及CT有助于临床明确诊断。

（二）辨证分型

1. 寒湿内停

泄泻清稀，甚则如水样，脘闷食少，腹痛肠鸣，兼有恶寒发热，头痛，肢体酸痛。舌淡，苔白，脉濡缓。

2. 食滞肠胃

腹痛肠鸣，泻下粪便臭如败卵，夹有不消化之物，泻后痛减，脘腹胀闷，嗳腐酸臭，不思饮食。舌苔垢浊或厚腻，脉滑大。

3. 肝气乘脾

腹痛即泻，泻后痛缓，每因抑郁恼怒或情绪紧张而诱发，伴有胸胁胀闷，嗳气食少，腹痛攻窜，肠鸣矢气。舌苔薄白，脉细弦。

4. 脾胃虚弱

大便时溏时泻，迁延反复，饮食减少，倦怠乏力，稍进油腻食物，则大便溏稀，次数增加，夹不消化食物。舌质淡，苔白，脉细弱。

5. 肾阳虚衰

每于黎明之前，脐腹作痛，继则肠鸣而泻，完谷不化，泻后则安，腹部喜暖喜按，形寒肢冷，腰膝酸软。舌质淡，苔白，脉沉细。

6. 湿热中阻

泄泻腹痛，泻下急迫，势如水注，或泻而不爽，粪黄褐色而臭，肛门灼热，烦热口渴，小便短黄。舌质红，苔黄腻，脉濡数或滑数。

（三）治疗方案

主穴	证型	随证配穴
天枢、上巨虚、神阙、三阴交	寒湿内停	脾俞、阴陵泉等穴位
	食滞肠胃	中脘、建里等穴位

（续表）

主穴	证型	随证配穴
	肝气乘脾	脾俞、肝俞、太冲、期门等穴位
	脾胃虚弱	脾俞、胃俞、足三里等穴位
	肾阳虚衰	肾俞、命门、关元等穴位
	湿热中阻	合谷、下巨虚等穴位

（四）天灸方法

取白附子、细辛、白芥子、延胡索、甘遂、砂仁、吴茱萸、小茴香、桂枝等份研末，使用时，用生姜汁调开呈糊状，挑取少许敷贴于穴位，用圆形胶布固定，敷贴30分钟～2小时为宜，以局部皮肤发红发热为度。

（五）预防调护

（1）加强锻炼，增强体质，使脾气旺盛，则不易受邪。

（2）加强食品卫生及饮用水的管理，防止污染。饮食应有节制，不暴饮暴食，不吃腐败变质的食物，不喝生水，生吃瓜果要洗净，养成饭前便后洗手的习惯。

（3）生活起居应有规律，防止外邪侵袭，夏季切勿因热贪凉，尤其应注意腹部保暖，避免受邪。

（4）泄泻患者应给予流质或半流质饮食，应饮食新鲜、清淡、易于消化而富有营养之品，忌食辛辣肥甘厚味。急性暴泻易伤津耗气，可予淡盐水、米粥等以养胃生津。肝气乘脾之泄泻患者，应注意调畅情志，尽量消除紧张情绪，尤忌怒时进食。

（六）病案分析

• 病 案

蒋某，男，23岁。1周前因进食辛辣烧烤，翌日腹痛泄泻，自服双黄连口服液后症状稍缓解，但仍感腹部不适，大便溏臭，肛门灼热，口干，小便正常。诊断为湿热泄泻证，予黄芩、黄连、葛根、砂仁、桂枝等份研末，加入蜂蜜调开呈糊状，挑取少许敷贴于天枢、上巨虚、下巨虚、神阙、曲池等穴，持续2小时，隔天1次，2次治疗后腹部无明显不适，治疗2周，大便正常。

患者饮食不洁，湿热下注，留而不去，泄后不爽，故予葛根、黄芩、黄连等药，以清利湿热，配合天枢、上巨虚、下巨虚、神阙、曲池等穴，清热祛湿通便，通因通用，相辅相成。

第三节　妇科病症

一、痛经

妇女正值经期或经行前后，出现周期性小腹疼痛，或痛引腰骶，甚则剧痛昏厥者，称为"痛经"，亦称"经行腹痛"。若经前或经期仅有小腹或腰部轻微的胀痛不适，不影响日常工作和生活者，则属经期常见生理现象，不作病论。

痛经是妇科最常见疾病，分为原发性和继发性。原发性痛经无盆腔器质性病变，也称"功能性痛经"，常见于年轻未产女性，其发病率随着年龄增长而逐渐下降；继发性痛经指盆腔器质性病变导致的痛经，如盆腔炎性疾病后遗症、子宫内膜异位症、子宫腺肌病、子宫内膜息肉、黏膜下子宫肌瘤、宫腔粘连、宫颈狭窄、子宫畸形、宫内异物等引起的月经期疼痛，多发生于育龄期妇女，其发病率随年龄增长而逐年增多。近年有报道全世界痛经的发生率为17%～80%。

（一）诊断要点

1. 病史

素体虚弱，或大病久病，或情志内伤史，或感受寒湿史，或有不孕、盆腔炎、宫腔手术史。

2. 症状

经行小腹疼痛，伴随月经周期规律性发作，腹痛多发生于行经第1~2天或经期前1~2天，可呈阵发性痉挛性或胀痛下坠感，疼痛可引及全腹或腰骶部，或外阴、肛门坠痛，可伴发恶心、呕吐、腹泻、头晕、乏力等症状，严重者可出现面色苍白、出冷汗、手足发凉等晕厥现象。疼痛程度虽有轻有重，但一般无腹肌紧张或反跳痛，偶有经行腹痛延续至经净或于经净后1~2天始发病的。

3. 检查

妇科检查：无阳性体征者属功能性痛经，部分患者可见子宫体极度屈曲或宫颈口狭窄，如盆腔内有粘连、包块、结节、附件区增厚或子宫体均匀增大者，或是由盆腔炎性疾病后遗症、子宫内膜异位症、子宫腺肌病等病所致。

辅助检查：B超、腹腔镜、宫腔镜检查，子宫输卵管造影有助于明确痛经的原因。

（二）辨证分型

1. 气滞血瘀

经前或经期小腹胀痛拒按，经血量少，行而不畅，血色紫暗有块，血块下后痛暂减，乳房胀痛，胸闷不舒，舌质紫暗或有瘀点，脉弦。

2. 寒湿凝滞

经行小腹冷痛，得热则舒，经量少，色紫暗有块，形寒肢冷，小便清长，苔白，脉细或沉紧。

3. 湿热瘀阻

经前或经期小腹灼热胀痛，拒按，经色暗红，质稠有块，平素带下量多色黄，或平时小腹痛，经来疼痛加剧，或伴低热起伏，小便黄赤，舌紫红，苔黄而腻，脉滑数或涩。

4. 阳虚内寒

经期或经后小腹冷痛，喜温喜按，得热则舒，经量少，经色暗淡，腰腿酸软，小便清长，舌淡胖，苔白润。

5. 气血虚弱

经期或经后小腹隐隐作痛，喜按或小腹及阴部空坠不适，月经量少，色淡，质清稀，面色无华，头晕心悸，神疲乏力，舌淡，脉细无力。

6. 肝肾亏损

经期或经后小腹绵绵作痛，经行量少，色暗淡，质稀薄，腰膝酸软，头晕耳鸣，舌淡红，苔薄，脉沉细。

（三）治疗方案

主穴	证型	随证配穴
气海、关元、次髎	气滞血瘀	血海、太冲、三阴交、内关等穴位
	寒湿凝滞	中极、归来、水道、地机等穴位
	湿热瘀阻	阳陵泉、血海等穴位
	阳虚内寒	神阙、命门、足三里、三阴交、肾俞等穴位
	气血虚弱	脾俞、命门、肾俞、足三里、照海等穴位
	肝肾亏损	肝俞、肾俞、三阴交、太溪等穴位

（四）天灸方法

取白芥子、细辛、甘遂、延胡索等份。将上述药物混合均匀后一起粉碎，以80～100目的细筛筛过，混合拌匀而成散剂，使用时，将药物与姜汁以4∶3的比例调成膏状，分成1厘米×1厘米大小，以胶布固定于穴位。

（五）预防调护

（1）经期注意合理安排作息时间，注意保暖，避免剧烈运动及体力劳动，避免受寒，忌食生冷食物，避免盆浴及同房。

（2）保持情绪舒畅。

（3）注意经期，产后卫生，避免感染。

（六）病案分析

• 病　案

罗某，女，27岁。2019年6月底前往东莞市中医院就诊。患者已婚未育，患痛经多年，平素喜冷饮，经期规律，行经头3天小腹冷痛，痛引腰骶，喜按，得热则舒，经量一般，经色暗淡，少许血块，伴腰腿酸软，夜尿多，大便烂，偶有头晕，胃纳差，睡眠欠佳，舌淡胖，苔白润，诊断为痛经，证属阳虚内寒夹瘀。妇科检查及阴道彩超均未见明显异常。取穴中脘、下脘、气海、关元、中极、归来、子宫、次髎、三阴交、命门、腰阳关、肾俞、大肠俞。于三伏天引伏、初伏贴药2次后，中伏时月经来潮

1天，考虑患者经期量一般，继续予以贴药，敷贴1小时后撕下，患者经期疼痛明显缓解，冷痛感减少，腰骶疼痛稍有缓解，疼痛时间缩短至2天，胃纳改善。经期结束后中伏、末伏继续贴药，末伏加强贴药后第二天适逢月经再次来潮，自觉经痛减轻，1天后基本缓解，经期2~3天时仅有少许下腹坠胀及腰酸感，无血块，头晕症状缓解，胃纳恢复，夜尿减少，大便基本成形。次月再次随访，痛经基本缓解。

二、月经不调

月经不调是指育龄期非妊娠妇女异常子宫出血，表现为月经周期、经期或经量异常的一类病症，包括月经先期、月经后期、月经先后无定期、经期延长、月经过多、月经过少等6个病症。其中，月经先期是指周期缩短，月经提前7天以上，甚至20天左右一行，连续发生2个周期或以上者；月经后期是指周期延长，月经延后7天以上，甚至3~5个月一行者，后者又称"月经稀发"；月经先后无定期是指月经周期时或提前、时或错后7天以上并连续出现3个周期以上者；月经过多是指每次行经血量较平常明显增多者；月经过少是指每次行经血量较平时明显减少，或行经时间缩短至1~2天，经量亦少者；经期延长是指行经持续时间7天以上，甚至淋漓2周方净者。这6个病症既可单独发生，也可相兼出现，如月经先期伴月经过多或过少，月经过少伴经期延长，月经后期伴月经过少或过多等。若月经期、量同时异常，严重者可发展为崩漏或闭经。

如果月经期量异常偶尔发生一次；或月经初潮后1～2年月经周期不准，或前或后但量不多、出血短期内能自止；或年近绝经而周期稍有提前、延后，经量不多，经检查排除了妊娠和器质性病变者，均暂不作月经不调病论。

（一）月经先期

1. 诊断要点

（1）症状：月经周期提前7天以上，或20天左右一行，连续发生2个周期或以上。

（2）妇科检查：一般无明显的阳性盆腔体征。

（3）辅助检查：基础体温监测、月经前3～7天卵巢激素测定、月经前1天或来潮6～12小时内诊断性刮宫并宫内膜病检（后者因属于创伤性检查，临床上不轻易采用），均有助于判断患者卵巢有无排卵及黄体功能是否健全。

2. 辨证分型

主要病机是热邪扰动血海和气虚冲任不固，治疗重在益气、清热、调经。

（1）阳盛血热：经行提前，经血量多，色红紫，质稠。身热面赤，口渴喜冷饮，心胸烦闷，大便秘结，小便黄赤。舌红，苔黄，脉滑数。

（2）肝郁血热：月经周期缩短，经量或多或少，经色紫红，质稠有小块。经前乳房、胸胁、少腹胀满疼痛，抑郁或烦躁，口苦咽干。舌红，苔薄黄，脉弦数。

（3）阴虚血热：经行提前，经血量少，经色红赤质稠。形体瘦弱，潮热颧红，咽干唇燥，五心烦热。舌体瘦红，少苔，脉细数。

（4）脾气虚：经行提前，或经血量多，色淡红，质清稀。神疲乏力，倦怠嗜卧，气短懒言，或食少纳呆，小腹空坠，便溏。舌淡红，苔薄白，脉缓弱。

（5）肾气虚：周期提前，经量或多或少，色淡暗，质清稀。腰膝酸软，头晕耳鸣，面色晦暗或有暗斑。舌淡暗，苔薄白，脉沉细。

3. 治疗方案

主穴	证型	随证配穴
关元、血海、三阴交	阳盛血热	神门、心俞等穴位
	肝郁血热	曲池、地机、太冲、期门等穴位
	阴虚血热	太溪等穴位
	脾气虚	足三里、气海、脾俞等穴位
	肾气虚	肾俞、太溪等穴位

4. 天灸方法

大黄128克，玄参、生地黄、当归、赤芍、白芷、肉桂各64克，以小磨麻油1 000克熬，黄丹448克收膏，贴关元处，每日1次，月经前后10天用，3个月为1个疗程。适用于血热型月经先期。

5. 预防调护

（1）经期、产后须加强防护，适寒温、避免劳累等。

（2）保持心情舒畅。

（3）清淡营养饮食。

（4）重视经期卫生和节欲。

6. 病案分析

● 病　案

　　严某，女，43岁。患者于3月前无明显诱因下出现月经提前7~10天，经期自觉腹部烘热，口干，平素易倦怠，头晕，无头痛，胃纳尚可，睡眠梦多，二便正常，曾至当地医院门诊就诊，予对症处理后症状缓解不明显。2020年6月至东莞市中医院门诊就诊，舌脉象为舌质红，苔黄，脉缓。综上诊断为阴虚血热证的月经先期，贴药于关元、血海、三阴交、地机、太冲、太溪等处，留置1小时，7天治疗1次，经期来潮时暂停贴药，持续治疗2个月后月经周期恢复正常。

（二）月经过多

1. 诊断要点

（1）症状：月经量明显增多，多出平时正常经量1倍以上，或一次行经总量超过80毫升，但在一定时间内能自然停止，连续2个周期或以上。可引起继发性贫血。

（2）妇科检查：一般无明显异常，或子宫体稍增大。

（3）辅助检查：妇科B超或宫腔镜检查可排除子宫肌瘤、子宫内膜息肉，诊断性刮宫或宫腔镜检查可了解宫内膜病理形态，以判断宫内膜病变，并帮助尽快止血。

2. 辨证分型

本病主要病机是气虚、血热或血瘀引起血海不宁，冲任不固，胞宫失于封藏之职。治疗应分经期与平时，经期重在固冲任以止血，减少月经量，平时调理气血、辨证求因治本。止血之法，气虚者宜益气摄血，血热者宜凉血止血，血瘀者宜化瘀止血。慎用温燥辛散药物，以免动血耗血加重病情。

（1）气虚：经行量多，经色淡红，经质清稀。面色无华，神疲乏力，气短懒言，小腹绵绵作痛。舌淡红，苔薄白，脉细弱。

（2）血热：经行量多，经色鲜红或深红，有光泽，质稠黏。伴心烦口渴，身热面赤，大便干结，小便黄赤，或有灼热感。舌红绛，苔黄，脉滑数。

（3）血瘀：经行量多，或持续时间延长，经色紫黑，多血块。伴胸闷烦躁，腰骶酸痛，或小腹满痛，肌肤不泽。舌质紫暗，或有瘀斑、瘀点，脉涩或细弦。

3. 治疗方案

主穴	证型	随证配穴
关元、气海、三阴交、地机	气虚	足三里、脾俞等穴位
	血热	太溪、血海等穴位
	血瘀	膈俞、肝俞等穴位

4. 天灸方法

取白芥子、细辛、甘遂、延胡索等份。将上述药物混合均匀后一起粉碎，以80～100目的细筛筛过，混合拌匀而成散剂，使用时，将药物与姜汁以4∶3的比例调成膏状，切成1厘米×1厘米大小，以胶布固定于穴位。

5. 预防调护

避风寒、慎起居、畅情志、适度锻炼、营养均衡。

6. 病案分析

● 病 案

王某，女，28岁。2016年10月20日初诊。患者人流术后出现月经量多半年余。月经时推迟时提前，月经量多，经色淡红，质清稀，患者自觉时常疲倦，经期及经后小腹隐隐作痛，小便正常，大便稀烂，睡眠可。舌脉象：舌质淡，苔薄白，脉细。综上诊断为气虚型月经过多，贴药于关元、气海、三阴交、地机、足三里、脾俞等处，留置1小时，7天治疗1次，经期来潮时暂停贴药，患者持续治疗1个月后月经量有所减少，经期缩短，大便改善，质软，稍黏，精神好转，配合补气健脾中药内服治疗2个月后，月经量基本恢复正常，经期规律，半年后随访患者未再出现月经过多症状。

（三）经期延长

1. 诊断要点

（1）症状：每次月经持续时间达7天以上，但一般在2周内能自然停止，可伴见月经过多或过少。

（2）妇科检查：主要应排除宫颈病变，如宫颈糜烂、息肉等。

（3）辅助检查：基础体温测定、B超、子宫内膜病理检查等有助于诊断。

2. 辨证分型

病机与月经过多颇类似。主要责之于虚、热、瘀引起血海不宁，冲任不固，胞宫失于封藏之职。但月经过多属阳盛血热，经期延长属阴虚血热，治疗重在调经止血，缩短经期。

（1）血瘀：经行时间延长，经色紫暗有块，经行涩滞不畅。小腹疼痛不适，身重无力。舌紫暗，有瘀斑，脉沉弦涩。

（2）虚热：经行时间延长，量不多，色鲜红，或紫红，质稠。形体消瘦，颧红潮热，咽干口燥，五心烦热，大便干，小便黄。舌红，苔薄黄，脉细数。

（3）气虚：经行时间延长，经量多，色淡红，质清稀。面色无华，神疲乏力，气短懒言，动则头晕眼花，心悸失眠，食少纳呆。舌淡红，苔薄白，脉沉细弱。

3. 治疗方案

主穴	证型	随证配穴
关元、脾俞、三阴交、地机	血瘀	血海、膈俞等穴位
	虚热	命门、足三里等穴位
	气虚	足三里、气海等穴位

4. 天灸方法

取白芥子、细辛、甘遂、延胡索等份。将上述药物混合均匀后一起粉碎，以80~100目的细筛筛过，混合拌匀而成散剂，使用时，将药物与姜汁以4∶3的比例调成膏状，切成1厘米×1厘米大小，以胶布固定于穴位。

5. 预防调护

（1）经期避免重体力劳动和剧烈运动。

（2）经期、产褥期注意外阴卫生，禁止房事。

（3）保持心情舒畅，避免过度精神刺激。

6. 病案分析

> ● **病 案**
>
> 　　施某，女，38岁，2017年7月6日初诊。月经淋漓不尽4个月，经期持续9～12天。自诉月经周期基本正常，月经量正常，但缠绵不尽，伴有血块，经前及经行时腹痛，睡眠差，二便正常。舌暗红，苔薄白，脉沉弦。中医诊断为血瘀型月经延长，贴药于关元、脾俞、三阴交、地机、血海、膈俞等处，留置1小时，7天治疗1次，患者持续治疗2个月经周期后经期有所缩短，血块减少，继续按原方治疗1月余后经期恢复至7天，未见血块，随访3个月经周期正常，经期维持在5～7天。

（四）月经后期

1. 诊断要点

（1）症状：月经周期推后7天以上，甚至3～5个月一行，或伴有经量或经期的异常。

（2）妇科检查：一般无明显异常，或有卵巢体积增大。

（3）辅助检查：基础体温、性激素测定及B超等检查有助于诊断。如月经3～5个月一行伴月经量少者，临床又称"月经稀少"，应查血清性激素及胰岛素释放试验，以明确有无高雄激素、高催乳素、高胰岛素血症，并结合B超检查综合判断是否为多囊卵巢综合征或卵巢储备功能下降等。

2. 辨证分型

本病发病机制有虚实之分，虚者有肾虚、血虚，实者有血寒、气滞、痰湿，外邪内因引起冲任亏虚或邪滞冲任、胞宫藏泻失常，发为月经后期。本病如伴月经过少可发展为闭经，甚至影响孕育。

（1）肾虚：经期延后，量少，色淡，质稀。头晕气短，腰膝酸软，性欲淡漠，小腹隐痛，喜暖喜按，大便溏泄，小便清长。舌淡，苔白，脉沉迟无力。

（2）血虚：经行错后，量少，色淡，质稀无块。经行小腹绵绵作痛，面色萎黄，头晕眼花，心悸失眠，爪甲不荣。舌淡，苔薄，脉细弱。

（3）血虚寒：经行延迟，量少，色淡红，质清稀。小腹冷痛，喜暖喜按，腰膝冷痛，小便清长。舌淡，苔白，脉沉细迟。

（4）血实寒：经行错后，量少，色暗有块。小腹冷痛，畏寒肢冷，面色苍白，小便清长。舌暗红，苔白，脉沉紧或沉迟。

（5）气滞：经行延后，量少，色暗红有块。小腹胀满，或胸胁乳房胀痛不适，精神抑郁，时欲太息。舌质正常或略暗，苔白，脉弦。

3. 治疗方案

主穴	证型	随证配穴
气海、三阴交、归来	肾虚	肾俞、太溪、命门等穴位
	血虚	足三里、脾俞、膈俞等穴位
	血虚寒	命门、关元等穴位
	血实寒	子宫、天枢、地机等穴位
	气滞	肝俞、膈俞等穴位

4. 天灸方法

取白芥子、细辛、甘遂、延胡索等份。将上述药物混合均匀后一起粉碎，以80～100目的细筛筛过，混合拌匀而成散剂，使用时，将药物与姜汁以4∶3的比例调成膏状，切成1厘米×1厘米大小，以胶布固定于穴位。

5. 预防调护

避风寒、慎起居、畅情志、适度锻炼、营养均衡。

6. 病案分析

● 病　案

袁某，女，48岁。月经后期10余天有1年余，2018年5月15日就诊，自3月30日月经来潮后，月经再未至，手足冰冷，恶风，头晕，时小腹、腰膝冷痛，尿频，夜间尤甚，低血糖病史，余既往史未发现特殊。舌质淡红，苔薄白，脉沉弱。中医诊断为虚寒型月经后期。贴药于气海、三阴交、归来、命门、关元等处，留置1小时，7天治疗1次，当月22号患者月经来潮，恶风、手足冰冷症状减轻，月经量少，经期继续治疗，继续治疗3个月经周期，后月经规律来潮，诸症俱减。

（五）月经过少

1. 诊断要点

（1）病史：可有失血史、长期口服避孕药史、反复流产或刮宫等病史。

（2）症状：经量明显减少，甚或点滴即净，月经周期可正常，也可伴周期异常，如与月经后期并见。

（3）妇科检查：盆腔器官基本正常或子宫体偏小。

（4）辅助检查：妇科内分泌激素测定对高催乳素血症、高雄激素血症、卵巢功能衰退等的诊断有参考意义；B超检查、宫腔镜检查可了解子宫大小、内膜厚度、形态有无异常；宫腔镜对子宫内膜结核、子宫内膜炎或宫腔粘连等有诊断意义。

2. 辨证分型

（1）肾虚：经量素少或渐少，色暗淡，质稀。腰膝酸软，头晕耳鸣，足跟痛，或小腹冷，或夜尿多。舌淡，脉沉弱或沉迟。

（2）血虚：经来血量渐少，或点滴即净，色淡，质稀，或伴小腹隐痛，头晕眼花，心悸怔忡，面色萎黄。舌淡红，脉细。

（3）血瘀：经行量少，色紫暗，有血块，小腹胀痛，血块排出后胀痛减轻。舌紫暗，或有瘀斑、瘀点，脉沉弦或沉涩。

（4）痰湿：经行量少，色淡红，质黏腻如痰。形体肥胖，胸闷呕恶，或白带多黏腻。舌淡，苔白腻，脉滑。

3. 治疗方案

主穴	证型	随证配穴
关元、中极、归来、肾俞、肝俞	肾虚	命门、三阴交等穴位
	血虚	足三里、脾俞等穴位
	血瘀	期门、膈俞等穴位
	痰湿	丰隆、阴陵泉等穴位

4. 天灸方法

取白芥子、细辛、甘遂、延胡索等份。将上述药物混合均匀后一起粉碎，以80～100目的细筛筛过，混合拌匀而成散剂，使用时，将药物与姜汁以4：3的比例调成膏状，切成1厘米×1厘米大小，以胶布固定于穴位。

5. 预防调护

（1）避风寒，慎起居。

（2）节饮食，畅情志。

（3）节制房事，严格避孕，注意卫生，避免人流及各种宫腔操作。

6. 病案分析

● 病 案

胡某，女，35岁，2019年11月27日就诊。产后月经量少2年余。患者诉2年来出现月经经量少，经期3～4日即完全干净，经色头天色褐，随后淡红，小便正常，大便黏，2天1次，偶有胸闷不适，头重如裹，痰多，睡眠可。舌质淡红，苔白腻，有齿印，脉滑。诊断为痰湿型月经过少。贴药于关元、中极、归来、丰隆、阴陵泉、足三里等处，留置1小时，7天治疗1次，当月经期继续治疗，配合健脾除湿中药内服，患者次月月经量有所增加，经期5天，继续7天治疗1次，其间配合艾灸腹部，治疗3个月经周期，后随访患者月经量基本恢复正常，经期5～7天。

（六）月经先后无定期

1. 诊断要点

（1）病史：有七情内伤或慢性疾病等病史。

（2）症状：月经不按周期来潮，提前或延后7天以上，并连续出现3个周期以上。

（3）妇科检查：子宫大小正常或偏小。

（4）辅助检查：生殖激素测定有助于诊断，常可表现为黄体不健或伴催乳素升高。

2. 辨证分型

（1）肝郁：经行或先或后，经量或多或少，色暗红，有血块，或经行不畅，胸胁、乳房、少腹胀痛，精神郁闷，时欲太息，嗳气食少。舌苔薄白或薄黄，脉弦。

（2）肾虚：经行或先或后，量少，色淡暗，质稀，头晕耳鸣，腰酸腿软，小便频数。舌淡，苔薄，脉沉细。

3. 治疗方案

主穴	证型	随证配穴
关元、三阴交、肝俞	肝郁	期门、太冲等穴位
	肾虚	肾俞、太溪等穴位

4. 天灸方法

取白芥子、细辛、甘遂、延胡索等份。将上述药物混合均匀后一起粉碎，以80～100目的细筛筛过，混合拌匀而成散剂，使用时，将药物与姜汁以4∶3的比例调成膏状，切成1厘米×1厘米大小，以胶布固定于穴位。

5. 预防调护

（1）调畅情志。

（2）适劳逸，节房事，节饮食。

6. 病案分析

• 病 案

　　袁某，女，30岁，月经不调4年余。于2020年4月7日前来就诊，患者于4年前出现月经周期紊乱，月经先后不定期，月经周期在20～45天，月经量少，褐色，有血块，经前乳房胀痛，精神焦虑，易怒，睡眠差，胃纳可，大便稀，曾多次至当地医院门诊就诊，予口服药物治疗后未见明显好转。舌质红，苔黄，脉涩。诊断为肝郁型月经先后无定期。贴药于关元、三阴交、肝俞、期门、太冲等处，留置1小时，7天治疗1次，治疗4个月经周期，周期维持在30～35天，血块减少。

三、子宫肌瘤

　　子宫肌瘤是女性生殖器官中最常见的一种良性肿瘤，也是人体中最常见的肿瘤之一，又称为"纤维肌瘤""子宫纤维瘤"。由于子宫肌瘤主要是由子宫平滑肌细胞增生而成，兼有少量纤维结缔组织作为一种支持组织而存在，故称子宫平滑肌瘤较为确切，简称"子宫肌瘤"。中医属于"癥瘕"的范畴。癥瘕是指妇女小腹内的结块，伴有或胀，或痛，或满，并常致月经或带下异常，甚至影响生育的疾病。

（一）诊断要点

　　（1）病史：有情志抑郁，经行产后感受外邪，月经不调，带下异常等病史。亦有部分患者无明显病史。

（2）症状：可有异常子宫出血，如月经量多或经期延长等；或有异常带下；或有小腹胀满，或疼痛，或经期小腹疼痛等。亦有部分患者无明显症状。

（3）妇科检查：盆腔内可触及异常包块，或子宫附件大小、质地、活动度异常改变。

（4）辅助检查：如行B超、CT、MRI等影像学检查有助于诊断。

（5）腹腔镜检查：对盆腔内包块有助于诊断，通过病理检查可明确诊断。宫腔镜检查：对宫腔内肿块有助于诊断，通过活检有助于确定肿块性质。

（二）辨证分型

1. 气滞血瘀

下腹包块质硬，下腹或胀或痛，经期延长，或经量多，经色暗夹血块，经行小腹疼痛；精神抑郁，善太息，胸胁胀闷，乳房胀痛，面色晦暗，肌肤不润，舌质暗，边见瘀点或瘀斑，苔薄白，脉弦涩。

2. 痰湿瘀结

下腹包块按之不坚，小腹或胀或满，月经后期或闭经，经质黏稠、夹血块；体形肥胖，胸脘痞闷，肢体困倦，带下量多，色白质黏稠。舌暗淡，边见瘀点或瘀斑，苔白腻，脉弦滑或沉滑。

3. 湿热瘀阻

下腹积块，小腹或胀或痛，带下量多色黄，月经量多，经期延长，经色暗，有血块，质黏稠，经行小腹疼痛；身热口渴，心烦不宁，大便秘结，小便黄赤。舌暗红，边见瘀点或瘀斑，苔黄腻，脉弦滑数。

4. 肾虚血瘀

下腹部积块，下腹或胀或痛，月经后期，量或多或少，经色紫暗，有血块，面色晦暗，婚久不孕，腰膝酸软，小便清长，夜尿多。舌质淡暗，边见瘀点或瘀斑，苔白润，脉沉涩。

（三）治疗方案

主穴	证型	随证配穴
关元、气海、子宫、三阴交	气滞血瘀	太冲、膈俞等穴位
	痰湿瘀结	丰隆、足三里等穴位
	湿热瘀阻	合谷、阴陵泉等穴位
	肾虚血瘀	肾俞、膈俞等穴位

（四）天灸方法

取白芥子、细辛、甘遂、延胡索等份研末，使用时将药物与生姜汁混合调开呈糊状，挑取少许敷贴于穴位，用圆形胶布固定，敷贴1小时左右为宜，以局部皮肤发红发热为度。

（五）预防调护

（1）调畅情志，均衡饮食。

（2）加强锻炼，增强体质。

（3）起居有常，劳逸结合。

（六）病案分析

> **• 病　案**
>
> 　　黄某，女，29岁，2017年12月7日就诊。患者月经不调5年余，月经时推迟时提前，经量少，既往检查患有子宫肌瘤（11毫米×8毫米），时常月经缠绵10余天不止，伴经痛、血块，舌暗淡，脉沉涩。诊断为肾虚血瘀型癥瘕。贴药于关元、气海、子宫、三阴交、肾俞、膈俞等穴，留置1小时，7天治疗1次，配合补肾活血中药内服，治疗3个月经周期，月经周期正常，无血块、痛经，复查妇科彩超子宫肌瘤有所缩小（8毫米×6毫米）。

四、慢性盆腔炎

　　慢性盆腔炎是指女性内生殖器及其周围结缔组织、盆腔腹膜的慢性炎症。常为急性盆腔炎未彻底治疗，在患者体质较差的情况下，急性盆腔炎的病程可迁延及反复发作，造成慢性盆腔炎；但是亦可无急性盆腔炎症病史过程，如沙眼衣原体感染所致输卵管炎。慢性盆腔炎病情较顽固，可导致月经紊乱、白带增多、腰腹疼痛及不孕等。

（一）诊断要点

　　（1）病史：大多有急性盆腔炎发作史，或宫腔、盆腔手术史，或不洁性生活史。

（2）症状：下腹部疼痛或坠胀痛，痛连腰骶，常在劳累、性交后及月经前后加重。可伴有低热起伏，易疲劳，劳则复发，带下增多，月经不调，不孕等。

（3）妇科检查：子宫常后倾后屈，压痛，活动受限或粘连固定；宫体一侧或两侧附件增厚，或触及呈条索状增粗的输卵管，或触及囊性肿块，压痛；宫骶韧带增粗、变硬、触痛。

（4）辅助检查：①实验室检查，白带常规、宫颈分泌物检测及血沉、血常规检查等可有异常发现。②B超检查，可有一侧或两侧附件液性包块。③子宫输卵管造影检查，输卵管迂曲、阻塞或通而不畅。④腹腔镜检查，盆腔粘连，输卵管积水、伞端闭锁。

（二）辨证分型

1. 湿热蕴结

少腹胀痛，或痛连腰骶，经行或劳累时加重，或有下腹癥块，带下量多，色黄。脘闷纳呆，口腻不欲饮，大便溏或秘结，小便黄赤。舌暗红，苔黄腻，脉滑或弦滑。

2. 气滞血瘀

下腹胀痛或刺痛，情志不畅则腹痛加重，经行量多有瘀块，瘀块排出则痛缓，胸胁、乳房胀痛，或伴带下量多，色黄质稠，或婚久不孕。舌紫暗或有瘀点，苔白或黄，脉弦涩。

3. 寒湿凝滞

下腹冷痛或刺痛，腰骶冷痛，得温则减，带下量多，色白质稀。月经量少或月经错后，经色暗或夹血块，形寒肢冷，大便溏泄，或婚久不孕。舌质淡暗或有瘀点，苔白腻，脉沉迟或沉涩。

4. 气虚血瘀

小腹隐痛或坠痛，缠绵日久，或痛连腰骶，或有下腹癥块，带下量多，色白质稀。经期延长或量多，经血淡暗，伴精神萎靡，体倦乏力，食少纳呆。舌淡暗，或有瘀点，苔白，脉弦细或沉涩。

（三）治疗方案

主穴	证型	随证配穴
三阴交、肝俞、天枢、水道、归来	湿热蕴结	阴陵泉等穴位
	气滞血瘀	血海、太冲等穴位
	寒湿凝滞	关元、气海、中极等穴位
	气虚血瘀	足三里、气海、关元、脾俞等穴位

（四）天灸方法

取艾叶、小茴香、当归、桂枝、土茯苓等份研末，使用时，以生姜汁调开呈糊状，挑取少许敷贴于穴位，用圆形胶布固定，敷贴30分钟～2小时为宜，以局部皮肤发红发热为度。

（五）预防调护

（1）坚持个人（经期、产后、流产后）卫生保健。

（2）适当进行体育锻炼，增强体质。

（3）经期禁止游泳、盆浴、房事。

（六）病案分析

> **● 病　案**
>
> 聂某，女，42岁，2018年5月30日就诊。腹痛伴白带增多1年余，患者于1年余前小腹隐痛不适，自觉腹部冰冷，四肢畏寒，白带增多，色白质稀，伴腰骶冷痛，尿频，曾口服药物治疗，症状反复，遂来诊，胃纳尚可，睡眠可，大便正常。舌暗淡，苔白腻，舌边有齿印，脉沉。中医诊断为寒湿凝滞型带下病，西医诊断为慢性盆腔炎。贴药于关元、气海、中极、三阴交、肾俞、水道、归来等穴，留置2小时，7天治疗1次，治疗3个月后，患者白带减少，腹部不痛，畏寒症状减轻。

五、乳腺增生

乳腺增生是以乳房有形状大小不一的肿块，与月经周期相关的疼痛为主要表现的乳腺组织的良性增生性疾病。一年四季均可发生。好发于25～45岁妇女，约占全部乳腺疾病的75%，是临床上最常见的乳房疾病。本病若早期诊断，病情较轻，及时治疗，一般预后良好，但也有向癌症转变的情况。

（一）诊断要点

（1）临床表现：发病年龄多在25～45岁。城市妇女的发病率高于农村妇女。社会经济地位高或受教育程度高、月经初潮年龄早、低孕产状况、初次怀孕年龄大、未哺乳和绝经迟的妇女为本病的高发人群。

乳房疼痛以胀痛为主，可有刺痛或牵拉痛。疼痛常在月经前加剧，经后疼痛减轻，或疼痛随情绪波动而变化，痛甚者不可触碰，行走或活动时也有乳痛。乳痛主要以乳房肿块处为甚，常涉及胸胁部或肩背部。有些患者还可伴有乳头疼痛和作痒，乳痛重者影响工作或生活。

乳房肿块可发生于单侧或双侧，大多位于乳房的外上象限。肿块的质地中等或硬韧，表面光滑或呈颗粒状，活动度好，大多伴有压痛。肿块的大小不一，直径一般在1~2厘米，大者可超过3厘米。乳房肿块可于经前期增大变硬，经后稍见缩小变软。个别患者可伴有乳头溢液，呈白色或黄绿色，或呈浆液状。乳房疼痛和乳房肿块可同时出现，也可先后出现，或以乳痛为主，或以乳房肿块为主。患者常伴有月经失调、心烦易怒等症状。

（2）实验室及辅助检查：乳房钼靶X线片、超声检查及红外线热成像有助于诊断和鉴别诊断。对于肿块较硬或较大者，可考虑做组织病理学检查。

（二）辨证分型

1. 肝郁痰凝
乳房胀痛或刺痛，乳房肿块随喜怒消长。伴胸闷胁胀，善郁易怒，失眠多梦。舌质淡红，苔薄白，脉弦和细涩。

2. 冲任失调
乳房肿块或胀痛，经前加重，经后缓减。伴腰酸乏力，神疲倦怠，头晕，月经先后失调，量少色淡，甚或经闭。舌淡，苔白，脉沉细。

（三）治疗方案

主穴	证型	随证配穴
膻中、乳根、屋翳、期门、足三里、太冲、天宗、肩井	肝郁痰凝	肝俞、内关、丰隆、中脘等穴位
	冲任失调	中脘、关元、肝俞、肾俞等穴位

（四）天灸方法

取三棱、莪术、冰片、急性子、蒲公英、皂角刺、乳香、没药、瓜蒌、阿魏等份研末，使用时将药物与凡士林混合调匀，挑取少许敷贴于穴位，用圆形胶布固定，敷贴30分钟～2小时为宜。

（五）预防调护

（1）保持心情舒畅、情绪稳定，提倡母乳喂养，胸罩穿戴不宜过紧。

（2）适当控制脂肪类食物的摄入。

（3）及时治疗月经失调等妇科疾患和其他内分泌失调疾病。

（六）病案分析

• 病 案

熊某，女，39岁，2020年3月19日就诊，自诉乳房胀痛1年余。月经期乳房胀痛，呈阵发性，月经周期尚规律，月经9天净，经至则腰痛，乏力，胃纳一般，头痛头晕，二便正常。舌质红，苔白腻，脉弦。B超提示：双乳增生性改变，双侧乳腺实性结节BI-RADS 3类，双乳囊性暗区BI-RADS 2类。中医诊断肝郁痰凝型乳癖，西医诊断乳腺增生。贴药于膻中、乳根、屋翳、期门、足三里、太冲、天宗、肩井、丰隆、内关、中脘等穴，留置2小时，5天治疗1次，治疗1个月后无诉乳房胀痛。

六、闭经

原发性闭经是指女性年逾16岁，虽有第二性征发育但无月经来潮，或年逾14岁，尚无第二性征发育及月经。继发性闭经是指月经来潮后停止3个周期或6个月以上。闭经古称"经闭""不月""月事不来""经水不通"等。

（一）诊断要点

（1）病史：有月经初潮延迟及月经后期病史；或反复刮宫史、产后出血史、结核病史；或过度紧张劳累、过度精神刺激史；或有不当节食减肥史；或有环境改变、疾病影响、使用药物（避孕药、镇静药、抗抑郁药、激素类）、放化疗及妇科手术史等。

（2）症状：女性年逾16岁，虽有第二性征发育但无月经来潮，或年逾14岁，尚无第二性征发育及月经；或月经来潮后停止

3个周期或6个月以上。应注意体格发育和营养状况，有无厌食、恶心，有无周期性下腹疼痛，有无体重改变（肥胖或消瘦），有无婚久不孕、痤疮、多毛、头痛、复视、溢乳、烘热汗出、烦躁、失眠、阴道干涩、毛发脱落、畏寒肢冷、性欲减退等症状。

（3）全身检查：注意观察患者体质和精神状态，形态特征和营养状况，全身毛发分布和身高、体重，女性第二性征发育情况等。

（4）妇科检查：了解内外生殖器官发育情况，有无缺失、畸形、肿块或萎缩。先天发育不良、原发性闭经者，尤需注意外阴发育情况，有无处女膜闭锁及阴道病变，可查及子宫偏小、畸形等；子宫过早萎缩，多见于下丘脑、垂体病变或卵巢早衰。

（5）辅助检查：血清激素，如卵巢激素（雌二醇、孕激素、睾酮）、促性腺激素（卵泡激素、黄体生成素）、催乳素及甲状腺、肾上腺功能测定，对于诊断下丘脑-垂体-卵巢性腺轴功能失调性闭经具有意义。基础体温测定、宫颈黏液结晶和阴道脱落细胞检查，有助于诊断卵巢性闭经。超声及影像学检查、B超检查，可了解子宫、卵巢大小及卵泡发育、内膜厚薄等情况；子宫输卵管碘油造影可间接了解内生殖器情况及其病变；必要时可行CT、MRI检查。诊断性刮宫手术，或宫腔镜、腹腔镜检查等，均可协助判断闭经的原因。

（二）辨证分型

1. 肝肾亏虚

年逾16岁尚未行经，或由月经后期、逐渐量少至经闭。素体虚弱，腰酸腿软，头晕耳鸣。舌淡红，苔少，脉沉弱或细涩。

2. 气血虚弱

月经停闭数月，头晕目眩，心悸少寐，面色萎黄，阴道干涩，皮肤干枯，毛发脱落，生殖器官萎缩。舌淡，苔少，脉沉细弱。

3. 阴虚血燥

月经初潮来迟，或月经后期量少，渐至闭经。头晕耳鸣，腰膝酸软，或足跟痛，手足心热，甚则潮热盗汗，心烦少寐，颧红唇赤。舌红，苔少或无苔，脉细数。

4. 气滞血瘀

月经停闭数月，小腹胀痛拒按。精神抑郁，烦躁易怒，胸胁胀满，嗳气叹息。舌紫暗或有瘀点，脉沉弦或涩而有力。

5. 痰湿阻滞

月经停闭数月，带下量多，色白质稠。形体肥胖，胸脘满闷，神疲肢倦，头晕目眩。舌淡胖，苔白腻，脉滑。

（三）治疗方案

主穴	证型	随证配穴
关元、归来、中极、血海、三阴交	肝肾亏虚	太溪、肝俞等穴位
	气血虚弱	气海、脾俞等穴位
	阴虚血燥	肾俞、太溪等穴位
	气滞血瘀	膈俞、太冲、合谷等穴位
	痰湿阻滞	阴陵泉、丰隆、足三里等穴位

（四）天灸方法

取白芥子、细辛、甘遂、延胡索等份研末，使用时将药物与生姜汁混合调开呈糊状，挑取少许敷贴于穴位，用圆形胶布固定，敷贴1小时左右为宜，以局部皮肤发红发热为度。

（五）预防调护

（1）调和情志，均衡饮食，加强锻炼，起居有常。

（2）治疗期间患者应少食肥甘厚腻之品，禁辛辣、香燥、刺激、油腻之品，多食水果、蔬菜。

（3）注意经期及产褥期保健，勿冒雨、涉水、过劳等。

（六）病案分析

● 病案

冯某，女，33岁。闭经半年。患者平素精神抑郁，烦躁易怒，半年前经期时动怒，情绪波动大，当时即觉胁胀，胸闷不适，而后月经量减少，色暗，有血块，伴腹痛，后月经未再来潮至今，舌暗有瘀点，脉沉涩。诊断气滞血瘀型闭经。贴药于关元、归来、中极、血海、三阴交、太冲、膈俞等穴，留置1小时，5天治疗1次，治疗1个月后月经正常来潮，色质均正常。

七、产后身痛

产妇在产褥期内，出现肢体、关节酸痛、麻木、重着者，称为"产后身痛"，亦称"产后关节痛""产后遍身疼痛""产后痹证""产后痛风"，俗称"产后风"。

（一）诊断要点

（1）病史：产时、产后血去过多，或产褥期汗出过多，或当风感寒，或居处环境潮湿阴冷，或有痹病史。

（2）症状：产褥期间出现肢体关节酸楚、疼痛、麻木、重着，甚至活动不利，关节肿胀；或痛处游走不定，或关节刺痛，或腰腿疼痛。可伴面色不华，神疲乏力，或恶露量少色暗，小腹疼痛拒按，恶风怕凉等。

（3）体格检查：关节活动度减低，或关节肿胀，病久不愈者可见肌肉萎缩、关节变形。

（4）辅助检查：血常规、血钙、红细胞沉降率、抗"O"、类风湿因子等检查。

（二）辨证分型

1. 血虚

产后遍身酸痛，肢体麻木。面色萎黄，头晕心悸。舌淡，苔薄白，脉细无力。

2. 风寒湿

产后遍身疼痛，项背不舒，关节不利，或痛处游走不定，或冷痛剧烈，恶风畏寒，或关节肿胀、重着，或肢体麻木。舌淡，苔薄白，脉浮紧。

3. 血瘀

产后遍身疼痛，或关节刺痛，屈伸不利，按之痛甚。恶露量少色暗，或小腹疼痛拒按。舌紫暗，苔薄白，脉弦涩。

4. 肾虚

产后腰膝、足跟疼痛，艰于俯仰，头晕耳鸣，夜尿多。舌淡暗，苔薄，脉沉。

（三）治疗方案

主穴	证型	随证配穴
中脘、下脘、气海、关元	血虚	血海、膈俞等穴位
	风寒湿	大椎、风门等穴位
	血瘀	三阴交、心俞等穴位
	肾虚	志室、膝眼等穴位

（四）天灸方法

取延胡索、细辛、麻黄、甘遂、白芥子等份研末，使用时用生姜汁调开呈糊状，挑取少许敷贴于穴位，用圆形胶布固定，敷贴1小时左右为宜，以局部皮肤发红发热为度。

（五）预防调护

（1）注意产褥期护理，慎起居，避风寒，保暖。

（2）本病在药物治疗的同时，注意对患者进行心理疏导，饮食调理，尤其避免居住在寒冷潮湿的环境。

（3）加强营养，适当运动，增强体质，调节情志。

（4）产后如无特殊情况，应尽早下床运动、散步，并做产后保健操等运动，这样既能避免发生足跟痛，又有利于产后身体恢复。

（六）病案分析

• 病　案

　　程某，女，32岁。因"产后腰痛、关节酸痛4个月"于2018年9月20日就诊，患者分别于2016年，2018年足月顺产，二胎满月之际出现腰酸腰痛，双膝关节酸痛，无肿胀，活动后加重，热敷后减轻，屈伸不利，重着麻木，畏寒恶风。胃纳可，现哺乳期，乳汁足，睡眠欠佳，二便调，月经未潮。舌淡，苔薄白，脉浮紧。诊断风寒湿型产后身痛。贴药于中脘、关元、大椎、风门、肾俞、腰阳关、膝眼等穴，留置1小时，7天治疗1次，治疗2个月后诸痛俱减，畏寒减轻。

第四节 骨伤科病症

痛痹是由正气不足，风、寒、湿邪合而致，以寒邪为主侵袭人体，痹阻经络，气血运行不畅，引起肌肉、筋骨、关节发生疼痛，痛有定处，疼痛剧烈，得热痛减，遇寒痛增等主要临床表现的病症。

一、腰肌劳损

腰肌劳损属于中医"腰痛""痹病"范畴。中医学认为年老体虚，禀赋不足或后天烦劳过度，或内伤房劳，导致气血亏虚，鼓动无力，经脉运行不畅使皮肤腠理得不到温煦濡养，卫气固表失职，使腰府失养，多表现为慢性内伤腰痛。如外邪乘虚而入，或跌仆损伤，或腰部过度劳累，则引发慢性腰痛急性发作。

西医学中腰肌劳损，又称"功能性腰痛""慢性腰损伤""腰臀肌筋膜炎"等，主要是腰部肌肉及其附着点筋膜或骨膜的慢性损伤性炎症，从而引起腰或腰骶部胀痛、酸痛，反复发作，疼痛可随气候变化或劳累程度而变化，如日间劳累加重，休息后可减轻，时轻时重，为临床常见病，多发病，发病因素较多。其日积月累，可使肌纤维变性，甚而少量撕裂，形成瘢痕、纤维索条或粘连，遗留长期慢性腰背痛。

（一）诊断依据

（1）腰部酸痛或胀痛，部分刺痛或灼痛。

（2）劳累时加重，休息时减轻；适当活动和经常改变体位时减轻，活动过度又加重。

（3）不能坚持弯腰工作。常被迫时时伸腰或以拳头击腰部缓解疼痛。

（4）腰部有压痛点，多在骶棘肌处、髂骨嵴后部、骶骨后骶棘肌止点处或腰椎横突处。

（5）腰部外形及活动多无异常，也无明显腰肌痉挛，少数患者腰部活动稍受限。

（6）X线检查：多无异常，少数可有骨质增生或脊柱畸形。

（二）辨证分型

1. 寒湿型

腰部冷痛重着，转侧不利，静卧不减，阴雨天加重。舌苔白腻，脉沉。

2. 湿热型

腰痛处伴有热感，热天或雨天疼痛加重，活动后可减轻，尿赤。舌苔黄腻，脉滑数。

3. 血瘀型

痛有定处，如锥如刺，俯仰不利，有血尿，日轻夜重。

4. 肾虚型

腰痛而酸软，喜揉，无力，遇劳更甚，卧则减轻，面色苍白，心烦口干，喜暖怕冷，手足不温，常反复发作。脉沉细或细数。

（三）治疗方案

主穴	证型	随证配穴
阿是穴、三焦俞、腰阳关、大肠俞、委中、承山	寒湿型	肾俞、命门、八髎等穴位
	血瘀型	志室、秩边等穴位
	肾虚型	气海俞、关元俞、肾俞、太溪等穴位

注：湿热型不宜用灸。

（四）天灸方法

细辛、白芥子、醋延胡索、川芎、羌活，以上药粉用新鲜生姜汁调和成黄豆粒大小的小丸，现用现制，用胶布固定在辨证选定的穴位上。

（五）预防调护

1. 防止潮湿，寒冷受凉

不要随意睡在潮湿的地方。根据气候的变化，随时增添衣服，出汗及淋雨之后，要及时更换湿衣或擦干身体。

2. 纠正不良的工作姿势

如弯腰过久，或伏案过低等。在僵坐1小时后要换1个姿势。使用腰部有突起的靠垫为腰部缓解压力，有助于避免腰肌劳损。背重物时，胸腰稍向前弯，髋膝稍屈，迈步要稳，步子不要大。

3. 防止过劳

腰部作为人体运动的中心，过度劳累，必然造成损伤而出现腰痛，因此，在各项工作或劳动中注意有劳有逸。

4. 使用硬板软垫床

过软的床垫不能保持脊柱的正常生理曲度，所以最好在木板上加一张10厘米厚的软垫。

5. 注意减肥

控制体重。身体过于肥胖，必然给腰部带来额外负担，特别是中年人和产后妇女易发胖，需要节制饮食，加强锻炼。

（六）病案分析

• 病　案

廖某，女，25岁。因"腰痛1月余"于大暑到东莞市中医院就诊，既往体健。患者1月余前外出淋雨后出现腰痛，转侧不利，静卧不减，无下肢麻痹疼痛，卧床稍减轻，怕冷，食欲不振，耳鸣，失眠，夜尿多，无恶寒、发热，无头晕、头痛，无恶心、呕吐，大便正常。查体：腰部压痛，无下肢放射疼痛，双侧下肢直腿抬高试验（－），双侧"4"字试验（－）。分析：患者1月余前外出淋雨后出现腰痛，转侧不利，静卧不减，为感受外来六淫邪毒，阻碍经脉气血运行，瘀阻不通，不通则痛，引起腰痛。中医诊断"腰痛（寒湿型）"，时值大暑时节，予天灸疗法，选穴"阿是穴、三焦俞、肾俞、命门、八髎"，第二天即诉疼痛明显缓解，嘱患者按天灸疗程治疗以巩固疗效，并加强功能锻炼。

二、腰椎间盘突出症

中医对该病很早就有论述，虽然没有腰椎间盘突出症的名称，但根据其发病特点和临床表现，属于传统中医"腰痛""腰腿痛""痹病""肾虚腰痛""肾痹"等病症的范畴，某些急性发作者称之为"闪腰""岔气"等。西医学认为腰椎间盘突出症是由于腰椎间盘的退变与损伤，导致脊柱内外力学平衡失调，使椎间盘的髓核自破裂口突出，压迫腰骶脊神经根或马尾神经而引起腰腿痛的一种病症。本病是临床常见的腰腿痛疾病之一，发病率约占门诊腰腿痛患者的15%，占住院腰腿痛患者的40%左右，我国有80%的成年人均有不同程度、不同原因的腰腿痛，其中20%左右被诊断为腰椎间盘突出症。好发于30～50岁的体力劳动者，男性多于女性。临床以第4—5腰椎间盘突出与第5腰椎—第1骶椎间盘突出最多。

（一）诊断依据

1. 症状

1）腰痛

腰痛是大多数患者最先出现的症状，发生率约91%。由于纤维环外层及后纵韧带受到髓核刺激，经窦椎神经而产生下腰部感应痛，可伴有臀部疼痛。

2）下肢放射痛

虽然高位腰椎间盘突出（第2—3腰椎、第3—4腰椎）可以引起股神经痛，但临床少见，不足5%。绝大多数患者是第4—5腰椎、第5腰椎—第1骶椎间隙突出，表现为坐骨神经痛。典型坐骨神经痛是从下腰部向臀部、大腿后方、小腿外侧直到足部的放射痛，在打喷嚏和咳嗽等腹压增高的情况下疼痛会加剧。放射痛的肢体多为一侧，仅极少数中央型或中央旁型髓核突出者表现为双下肢症状。坐骨神经痛的原因有三：①破裂的椎间盘产生化学物质的刺激及自身免疫反应使神经根发生化学性炎症；②突出的髓核压迫或牵张已有炎症的神经根，使其静脉回流受阻，进一步加重水肿，使得对疼痛的敏感性增高；③受压的神经根缺血。上述三种因素相互关联，互为加重因素。

3）马尾神经症状

向正后方突出的髓核，或脱垂、游离的椎间盘组织压迫马尾神经，其主要表现为二便障碍，会阴和肛周感觉异常。严重者可出现大小便失控及双下肢不完全性瘫痪等症状，临床上少见。

2. 体征

1）一般体征

腰椎侧凸是一种为减轻疼痛的姿势性代偿畸形。视髓核突出的部位与神经根之间的关系不同而表现为脊柱弯向健侧或弯向患侧。如髓核突出的部位位于脊神经根内侧，因脊柱向患侧弯曲可使脊神经根的张力减低，所以腰椎弯向患侧；反之，如突出物位于脊神经根外侧，则腰椎多向健侧弯曲。

腰部活动受限，大部分患者都有不同程度的腰部活动受限，急性期尤为明显，其中以前屈受限最明显，因为前屈位时可进一步促使髓核向后移位，并增加对受压神经根的牵拉。

压痛、叩痛及骶棘肌痉挛压痛及叩痛的部位基本上与病变的椎间隙相一致，80%～90%的病例呈阳性。叩痛以棘突处为明显，系叩击振动病变部所致。压痛点主要位于椎旁1厘米处，可出现沿坐骨神经放射痛。约1/3患者有腰部骶棘肌痉挛。

2）特殊体征

直腿抬高试验及加强试验。患者仰卧，伸膝，被动抬高患肢。正常人神经根有4毫米滑动度，下肢抬高到60°～70°始感腘窝不适。腰椎间盘突出症患者神经根受压或粘连使活动度减小或消失，抬高在60°以内即可出现坐骨神经痛，称为直腿抬高试验阳性。在阳性患者中，缓慢降低患肢高度，待放射痛消失，这时再被动屈曲患侧踝关节，再次诱发放射痛称为加强试验阳性。有时因髓核较大，抬高健侧下肢也可牵拉硬脊膜诱发患侧坐骨神经产生放射痛。

股神经牵拉试验。患者取俯卧位，患肢膝关节完全伸直。

检查者将伸直的下肢高抬，使髋关节处于过伸位，当过伸到一定程度出现大腿前方股神经分布区域疼痛时，则为阳性。此项试验主要用于检查第2—3腰椎和第3—4腰椎椎间盘突出的患者。

3）神经系统表现

感觉障碍：视受累脊神经根的部位不同而出现该神经支配区感觉异常。阳性率达80%以上。早期多表现为皮肤感觉过敏，渐出现麻木、刺痛及感觉减退。因受累神经根以单节单侧为多，故感觉障碍范围较小；但如果马尾神经受累（中央型及中央旁型者），则感觉障碍范围较广泛。

肌力下降：70%～75%患者出现肌力下降，第5腰椎神经根受累时，踝及趾背伸肌肌力下降，第1骶椎神经根受累时，趾及足跖屈肌肌力下降。

反射改变：为本病易发生的典型体征之一。第4腰椎神经根受累时，可出现膝跳反射障碍，早期表现为活跃，之后迅速变为反射减退，第5腰椎神经根受累时对反射多无影响。第1骶椎神经根受累时则跟腱反射障碍。反射改变对受累神经的定位意义较大。

3. 检查

1）腰椎X线平片

单纯X线平片不能直接反映是否存在椎间盘突出，但X线片上有时可见椎间隙变窄、椎体边缘增生等退行性改变，这是一种间接的提示，部分患者可以有脊柱偏斜、脊柱侧凸。此外，X线平片可以发现有无结核、肿瘤等，有重要的鉴别诊断意义。

2）CT检查

可较清楚地显示椎间盘突出的部位、大小、形态和神经根、硬脊膜囊受压移位的情况，同时可显示椎板及黄韧带肥厚、小关节增生肥大、椎管及侧隐窝狭窄等情况，对本病有较大的诊断价值，目前已普遍采用。

3）磁共振（MRI）检查

MRI无放射性损害，对腰椎间盘突出症的诊断具有重要意义。MRI可以全面地观察腰椎间盘是否存在病变，并通过不同层面的矢状面影像及所累及椎间盘的横切位影像，清晰地显示椎间盘突出的形态及其与硬膜囊、神经根等周围组织的关系，另外可鉴别是否存在椎管内其他占位性病变。但对于突出的椎间盘是否钙化的显示不如CT检查。

4）其他

电生理检查（肌电图、神经传导速度与诱发电位）可协助确定神经损害的范围及程度，观察治疗效果。实验室检查主要用于排除一些疾病，起到鉴别诊断作用。

4. 诊断

对典型病例的诊断，结合病史、查体和影像学检查，一般多无困难，尤其是在CT与磁共振技术广泛应用的今天。如仅有CT、MRI表现而无临床症状，不应诊断本病。

（二）辨证分型

1. 寒湿痹阻

患者腰部冷痛重着，转侧不利，在阴雨天病情更为严重。脉沉迟缓。

2. 湿热痹阻

患者表现出腰部炽痛，腰腿痛，痛处伴有热感，或见肢节红肿，活动受限在热天、雨天情况严重。舌苔黄腻。

3. 气滞血瘀

患者腰痛如刺，痛有定处，腰部僵硬。舌质薄黄或薄白。

4. 肾阳虚

患者的腰痛主要表现为酸软，且病情具有反复性，偏肾阳虚的患者怕冷，少气乏力。

（三）治疗方案

主穴	证型	随证配穴
阿是穴、大肠俞、环跳、委中、承山、阳陵泉、绝骨	寒湿痹阻	命门、腰阳关等穴位
	气滞血瘀	膈俞、血海等穴位
	肾阳虚证	气海、关元等穴位

注：湿热痹阻不宜用灸。

（四）天灸方法

细辛、白芥子、醋延胡索、川芎、羌活，以上药粉用新鲜生姜汁调和成黄豆粒大小的小丸，现用现制，用胶布固定在辨证选定的穴位上。

（五）预防调护

1. 防止潮湿，寒冷受凉

不要随意睡在潮湿的地方。根据气候的变化，随时增添衣服，出汗及淋雨之后，要及时更换湿衣或擦干身体。

2. 纠正不良的工作姿势

如弯腰过久，或伏案过低等。在僵坐1小时后要换1个姿势。使用腰部有突起的靠垫为腰部缓解压力，有助于避免腰肌劳损。背重物时，胸腰稍向前弯，髋膝稍屈，迈步要稳，步子不要大。

3. 防止过劳

腰部作为人体运动的中心，过度劳累，必然造成损伤而出现腰痛，因此，在各项工作或劳动中注意有劳有逸。

4. 使用硬板软垫床

过软的床垫不能保持脊柱的正常生理曲度，所以最好在木板上加一张10厘米厚的软垫。

5. 注意减肥

控制体重。身体过于肥胖，必然给腰部带来额外负担，特别是中年人和产后妇女易发胖，需要节制饮食，加强锻炼。

（六）病案分析

> ●病　案
>
> 　　张某，女，25岁。因"腰腿痛半年余"于初伏到东莞市中医院针灸科就诊，既往体健。患者半年多前不慎扭伤后出现腰痛，疼痛逐步放射到左足背，1周前加重。查体：第4腰椎、第5腰椎左棘突旁压痛，叩击放射痛（＋），右侧直腿抬高试验70°（＋），左侧30°（＋）；加强试验（＋）。分析：患者外伤扭挫，阻遏经脉，气滞血瘀，不通则痛，引起腰痛。中医诊断腰腿痛（血瘀型），时值大暑

时节，予天灸疗法，选穴阿是穴、大肠俞、环跳、委中、承山、阳陵泉、绝骨、膈俞、血海，经初伏及中伏治疗后即诉疼痛明显缓解，嘱患者按天灸疗程治疗以巩固疗效，并加强功能锻炼。

三、坐骨神经痛

坐骨神经痛是指沿坐骨神经通路及其分布区（腰→臀→大腿后侧→小腿后外侧及足外侧）以放射性疼痛为主症的疾病。通常分为根性坐骨神经痛和干性坐骨神经痛两种，临床上以前者多见。坐骨神经痛多见于腰椎间盘突出症、感染性疾病、脊柱肿瘤、骨盆病变、腰骶软组织劳损及部分内科疾病中。

（一）诊断依据

1. 临床表现

1）一般症状

疼痛主要限于坐骨神经分布区，大腿后部、小腿后外侧和足外侧，疼痛剧烈的患者可呈特有的姿势：腰部屈曲、屈膝、脚尖着地。如病变位于神经根时，椎管内压力增加（咳嗽、用力）时疼痛加重。

肌力减退的程度可因病因、病变部位、损害的程度不同差异很大，可有坐骨神经支配的肌肉全部或部分肌力减弱或瘫痪。

可有或无坐骨切迹处坐骨神经干的压痛。

有坐骨神经牵拉征，拉赛梅征及其等位征阳性，此征的存在常与疼痛的严重程度相平行。局麻坐骨神经根或神经干此征可消失。

跟腱反射减退或消失，膝反射可因刺激而增高。

可有坐骨神经支配区域的各种感觉的减退或消失，包括外踝的振动觉减退，亦可有极轻的感觉障碍。

2）坐骨神经炎

常伴随各种类型的感染及全身性疾病发生，如上呼吸道感染。因坐骨神经较为浅表，受潮、受寒时易发生坐骨神经炎，全身性疾病发生坐骨神经炎时应注意有无胶原病及糖尿病等并发。

坐骨神经痛大多数为单侧，不伴有腰、背痛；疼痛一般为持续性，亦可为发作性，椎管压力增加时症状加重，亦可沿坐骨神经通路放射。坐骨神经干压痛明显，腓肠肌压痛存在；疼痛与肌无力多不平行，一般疼痛较重，而肌无力多不明显，急性期由于疼痛判断运动功能较为困难，可检出足下垂，腓肠肌、胫前肌萎缩；跟腱反射减低或消失，但跟腱反射亦可正常，膝反射正常，浅感觉障碍明显。

3）继发坐骨神经痛

腰椎间盘突出：是坐骨神经痛最常见的原因，多发于第4—5腰椎及第5腰椎—第1骶椎，约1/3病例有急性腰部外伤史，多数患者发生于20～40岁之间，临床特点是有数周、数月腰背痛，而后一侧下肢的坐骨神经痛。体检除具有坐骨神经痛的一般症状外，尚有腰背肌紧张，腰部活动受限，脊柱侧弯，病变部位的棘突压痛。

腰椎骨性关节病：多见于40岁以上者，亚急性慢性起病，多有长期腰痛史，坐久站起困难，站久坐下困难，临床上可表现为一侧或两侧的坐骨神经痛及腰部的症状。

腰骶椎先天畸形：腰椎骶化、骶椎腰化、隐性脊柱裂，后者除可表现有坐骨神经痛外，常有遗尿史，体检常有足畸形，腰骶部皮肤异常，如肛门后方的小凹、骶部中线上的小血管瘤，此常客观而准确地指示椎板未愈合的部位。

骶髂关节炎：常见为类风湿、结核性病变，在关节囊有渗出破坏时刺激第4—5腰椎神经干，部分患者可有坐骨神经痛症状。

2. 检查

1）影像学检查

具有重要地位，包括腰骶椎、骶髂关节X线片，脊柱MRI，脊髓造影加CT，除临床的盆腔物理诊断外可做盆腔的CT或MRI。

2）电生理检查

椎旁肌的肌电图检查可以协助鉴别根性坐骨神经痛及远端病变。股二头肌短头的肌电图检查可协助鉴别坐骨神经外侧与腓总神经病。有骨盆或股骨骨折的患者难于进行常规体检，肌电图检查可协助评价神经功能。股神经及腓总神经运动神经传导速度及F波可能有异常，坐骨神经传导速度很难刺激到病变近端。

3）其他

应用皮质类固醇或局麻药物注入梨状肌，如果疼痛缓解则有助于梨状肌综合征的诊断。

（二）辨证分型

1. 寒湿

临床表现为腰腿冷痛、重着，遇冷加重，得温则减，舌质淡，苔白滑，脉沉迟。

2. 瘀血

腰腿疼痛剧烈，痛如针刺，痛处固定不移，夜间加重，或伴有外伤史。舌质紫暗，脉涩。

3. 气血不足

表现为腰部痛势隐隐，喜揉喜按，劳则加重。舌淡，脉细。

（三）治疗方案

主穴	证型	随证配穴
阿是穴、腰阳关、大肠俞、环跳、委中、绝骨	寒湿	命门、关元、足三里等穴位
	瘀血	血海、膈俞等穴位

注：气血不足宜用中药调理。

（四）天灸方法

细辛、白芥子、醋延胡索、川芎、羌活，以上药粉用新鲜生姜汁调和成黄豆粒大小的小丸，现用现制，用胶布固定在辨证选定的穴位上。

（五）预防调护

（1）保持适度的锻炼。

（2）保持良好姿势。

（3）搬重物时应弯曲膝盖抬起。

这些措施都可以帮助避免可能导致坐骨神经痛的腰背部受伤。

（六）病案分析

> ● 病　案

　　陈某，女，55岁。因"右下肢痹痛1月余"于大暑到东莞市中医院就诊，既往体健。患者1月余前不慎跌倒，臀部着地，腰腿疼痛剧烈，痛如针刺，痛处固定不移，夜间加重，卧床稍减轻，怕冷，食欲不振，耳鸣，失眠，夜尿多，无恶寒、发热，无头晕、头痛，无恶心、呕吐，大便正常。查体：腰部压痛，无放射下肢疼痛，双侧下肢直腿抬高试验（-），双侧"4"字试验（-）。分析：患者1月余前外伤后出现腰腿痛，腰腿疼痛剧烈，痛如针刺，痛处固定不移，夜间加重，腰臀部受外来暴力侵袭致血溢脉外，瘀阻经脉，气血运行不畅而发病。中医诊断"腰腿痛（瘀血）"，时值大暑时节，予天灸疗法，选穴"阿是穴、腰阳关、大肠俞、环跳、委中、绝骨、血海、膈俞"，第二天即诉疼痛明显缓解，嘱患者按天灸疗程治疗以巩固疗效，并加强功能锻炼。

四、落枕

落枕是以颈部突然发生疼痛、活动受限为主症的一种病症，主要指急性单纯性颈项强痛，属颈部伤筋范畴，又称"失枕""失颈"。落枕是颈部软组织常见的损伤之一，以春冬季多见，与睡眠、睡姿密切相关，多见于青壮年。轻者2～3天可自愈，重者疼痛严重并向头部及上肢部放射，迁延数周不愈。

中医理论中，落枕属寒湿阻滞，患者多因颈部长时间处于异常受压状态，关节扭挫，使得气血壅滞，筋脉拘挛，加之盛夏贪凉，夜间睡眠受寒，寒气入侵，使得项背气血凝滞，筋络痹阻致病。

（一）诊断依据

（1）因睡眠姿势不良或感受风寒后所致。

（2）急性发病，睡眠后一侧颈部出现疼痛，酸胀，可向上肢或背部放射，活动不利，活动时伤侧疼痛加剧，严重者使头部歪向病侧，有些病例进行性加重，甚至累及肩部及胸背部。

（3）患侧常有颈肌痉挛，胸锁乳突肌、斜方肌、菱形肌及肩胛提肌等处压痛。在肌肉紧张处可触及肿块和条索状的改变。

（二）辨证分型

1. 督脉、太阳经
项背部强痛，低头时加重，项背部压痛明显。

2. 少阳经
颈肩部疼痛，头部歪向患侧，颈肩部压痛明显。

（三）治疗方案

主穴	证型	随证配穴
阿是穴、风池、肩井、天宗、肩外俞、风府	督脉、太阳经	大椎、申脉等穴位
	少阳经	阳陵泉、悬钟等穴位

（四）天灸方法

细辛、白芥子、醋延胡索、川芎、羌活，以上药粉用新鲜生姜汁调和成黄豆粒大小的小丸，现用现制，用胶布固定在辨证选定的穴位上。

（五）预防调护

1. 注意颈部保暖

根据气候的变化，随时增添衣服，出汗及淋雨之后，要及时更换湿衣或擦干身体，避免颈部受凉。

2. 保持颈部正确姿势

切勿长时间低头、含胸，或腰椎塌陷（如"葛优躺"），这样会给颈部造成过度负荷，从而导致损伤，应尽可能让身体处于放松的状态。

3. 养成规律的运动习惯

运动不仅可以提高工作效率，还能保护身体。如有氧运动可以改善全身组织的血液供应，这样就能更有效地预防落枕再次发生。

4. 选择适宜的卧具

枕头高低与软硬的选择会影响睡眠时对颈椎的承托力度。

仰卧时，枕骨下颈椎生理曲度处应有一平拳高度（5～8厘米）的承托；侧卧时，颈椎与头部应于肩部保持水平，枕头垫的高度应与头颈中立位时耳朵与肩外侧的垂直距离接近。这样才能有效承托睡眠中的颈椎，防止颈部肌肉在睡眠中持续用力。

（六）病案分析

● 病　案

　　黄某，男，40岁。诉1天前因睡觉受凉后出现颈部疼痛伴活动受限。查体：颈部肌肉紧张，双侧风池、肩井、天宗压痛明显，颈部活动受限，低头时加重，项背部压痛。舌淡，苔薄白，脉弦紧。中医诊断为落枕（督脉、太阳经）。分析：患者未睡眠时颈背部当风受寒，致寒凝血滞，筋脉痹阻而使颈项部肌肉紧张痉挛，引起疼痛、活动受限。时值初伏，予天灸疗法，选穴"阿是穴、风池、肩井、天宗、肩外俞、风府、大椎、申脉"，第二天即诉疼痛明显缓解，嘱患者按天灸疗程治疗以巩固疗效，并加强功能锻炼。

五、颈椎病

　　颈椎病属中医学"项筋急""项肩痛""眩晕"等范畴，是一种颈椎退行性疾病，颈椎间盘及颈椎附件退变是本病的内因，各种急、慢性颈部外伤和受寒是导致本病的外因。西医学认为颈椎病是由于颈椎间盘退行性改变，颈椎骨质增生及颈椎部损伤等原因引起颈椎内外平衡失调，刺激或压迫颈椎神经根、椎动脉、脊髓或交感神经而引起的一组综合征。本病是中老年人的常见病、多发病。

（一）诊断依据

1. 临床表现

1）神经根型颈椎病

具有较典型的根性症状（麻木、疼痛），且范围与颈脊神经所支配的区域相一致。

叩顶试验或臂丛牵拉试验阳性。

影像学所见与临床表现相符合。

痛点封闭无显效。

除外颈椎外病变如胸廓出口综合征、腕管综合征、肘管综合征、肩周炎等所致以上肢疼痛为主的疾患。

2）脊髓型颈椎病

临床上出现颈脊髓损害的表现。

X线片上显示椎体后缘骨质增生、椎管狭窄。影像学证实存在脊髓压迫。

除外肌萎缩性侧索硬化症、脊髓肿瘤、脊髓损伤、多发性末梢神经炎等。

3）椎动脉型颈椎病

曾有猝倒发作，并伴有颈性眩晕。

旋颈试验阳性。

X线片显示节段性不稳定或枢椎关节骨质增生。

多伴有交感神经症状。

除外眼源性、耳源性眩晕。

除外椎动脉I段（进入颈6横突孔以前的椎动脉段）和椎动脉III段（出颈椎进入颅内以前的椎动脉段）受压所引起的基底动脉供血不全。

手术前需行椎动脉造影或数字减影椎动脉造影（DSA）。

4）交感神经型颈椎病

临床表现为头晕、眼花、耳鸣、手麻、心动过速、心前区疼痛等一系列交感神经症状，X线片显示颈椎有失稳或退变。椎动脉造影阴性。

5）食管压迫型颈椎病

颈椎椎体前鸟嘴样增生压迫食管引起吞咽困难（经食管钡剂检查证实）等。

6）颈型颈椎病

颈型颈椎病也称"局部型颈椎病"，具有头、肩、颈、臂的疼痛及相应的压痛点，X线片上没有椎间隙狭窄等明显的退行性改变，但可以有颈椎生理曲线的改变，椎体间不稳定及轻度骨质增生等变化。

2. 检查

1）颈椎病的试验检查

颈椎病的试验检查即物理检查，包括以下试验。

前屈旋颈试验：令患者颈部前屈，嘱其向左右旋转活动。如颈椎处出现疼痛，表明颈椎小关节有退行性变。

叩顶试验：令患者头偏向患侧，检查者左手掌放于患者头顶部、右手握拳轻叩左手背，则出现肢体放射性痛或麻木，表示力量向下传递到椎间孔变小，有根性损害。

椎间孔挤压试验（压顶试验）：对根性疼痛厉害者，检查者用双手重叠放于头顶，向下加压，即可诱发或加剧症状。当患者头部处于中立位或后伸位时出现加压试验阳性称之为后仰位椎间孔挤压试验阳性。

臂丛牵拉试验：患者低头，检查者一手扶患者头颈部、另一手握患肢腕部，作相反方向推拉，看患者是否感到放射痛或麻木，这称为臂丛神经牵拉试验。如牵拉同时再迫使患肢做内旋动作，则称为臂丛神经牵拉加强试验。

上肢后伸试验：检查者一手置于健侧肩部起固定作用、另一手握于患者腕部，并使其逐渐向后、外呈伸展状，以增加对颈神经根牵拉力，若患肢出现放射痛，表明颈神经根或臂丛有受压或损伤。

2）X线检查

正常40岁以上的男性，45岁以上的女性约有90%存在颈椎椎体的骨刺。故有X线平片之改变，不一定有临床症状。现将与颈椎病有关的X线所见分述如下。

（1）正位。观察有无寰枢关节脱位、齿状突骨折或缺失。第7颈椎横突有无过长，有无颈肋。钩椎关节及椎间隙有无增宽或变窄。

（2）侧位。曲度的改变：颈椎发直、生理前凸消失或反弯曲。异常活动度：在颈椎过伸过屈侧位X线片中，可以见到椎间盘的弹性有改变。骨赘：椎体前后接近椎间盘的部位均可产生骨赘及韧带钙化。椎间隙变窄：椎间盘可以因为髓核突出，椎间盘含水量减少发生纤维变性而变薄，表现在X线片上为椎间隙变窄。半脱位及椎间孔变小：椎间盘变性以后，椎体间的稳定性低下，椎体往往发生半脱位，或者称之为滑椎。项韧带钙化：项韧带钙化是颈椎病的典型病变之一。

（3）斜位。摄颈椎左右斜位片，主要用来观察椎间孔的大小及钩椎关节骨质增生的情况。

3）肌电图检查

颈椎病及颈椎间盘突出症的肌电图检查都可提示神经根长期受压而发生变性，从而失去对所支配肌肉的抑制作用。

4）CT检查

CT已用于诊断后纵韧带骨化、椎管狭窄、脊髓肿瘤等所致的椎管扩大或骨质破坏，测量骨质密度以估计骨质疏松的程度。此外，由于横断层图像可以清晰地见到硬膜鞘内外的软组织和蛛网膜下腔。故能正确地诊断椎间盘突出症、神经纤维瘤、脊髓或延髓的空洞症，对于颈椎病的诊断及鉴别诊断具有一定的价值。

（二）辨证分型

1. 风寒痹阻

久卧湿地或夜寐露肩而致项强痛，肩臂酸楚，颈部活动受限，甚则手臂麻木冷痛，遇寒加重。舌淡，苔白，脉弦紧。

2. 劳伤血瘀

多在外伤后出现颈项、肩臂疼痛，手指麻木，劳累后加重，项部僵直或肿胀，活动不利，肩胛冈上下窝及肩峰有压痛。舌质紫暗有瘀点，脉涩。

3. 肝肾亏虚

颈项、肩臂疼痛，四肢麻木乏力，头晕耳鸣，腰膝酸软，遗精，月经不调。舌红，少苔，脉细弱。

（三）治疗方案

主穴	证型	随证配穴
阿是穴、风池、百会、颈夹脊	风寒痹阻	肩井、曲池、外关、合谷等穴位
	劳伤血瘀	大椎、合谷等穴位
	肝肾亏虚	手三里、后溪、阳陵泉等穴位

（四）天灸方法

细辛、白芥子、醋延胡索、川芎、羌活，以上药粉用新鲜生姜汁调和成黄豆粒大小的小丸，现用现制，用胶布固定在辨证选定的穴位上。

（五）预防调护

1. 颈肩肌肉的健康使用习惯

任何姿势都不应保持太久，否则易导致局部组织缺血；伏案工作或使用数码产品时，每使用30～45分钟后起来活动一下全身，切勿用力转动颈椎或腰椎。

2. 保持良好的用力姿势

坐位工作或娱乐时，切勿过度低头、含胸，或腰椎塌陷（如"葛优躺"），这样会给全身各处的关节带来过大的负荷，从而导致损伤，应尽可能让身体处于放松的状态。

3. 养成规律的运动习惯

运动不仅可以提高工作效率，还能保护身体。如有氧运动可以改善全身组织的血液供应，这样就能更有效地预防颈椎病再次发生。

4. 选择适宜的卧具

枕头高低与软硬的选择会影响睡眠时对颈椎的承托力度。仰卧时，枕骨下颈椎生理曲度处应有一平拳高度（5～8厘米）的承托；侧卧时，颈椎与头部应于肩部保持水平，枕头垫的高度应与头颈中立位时耳朵与肩外侧的垂直距离接近。这样才能有效承托睡眠中的颈椎，防止颈部肌肉在睡眠中持续用力。

5. 颈肩肌肉的强化训练

这点非常重要，可以有效预防多种类型的颈肩疾患。可以用一条较长的毛巾套于头上，一手拿住毛巾的两端并用力将头部向前后左右任意方向拉，头部维持在中立位并抵抗毛巾的拉力，每次维持6～10秒，前后左右四个方向依次进行，并完成2～3个循环。

（六）病案分析

● 病　案

赖某，男，40岁。因"颈肩部酸痛4年余"于初伏到东莞市中医院就诊，既往有"高血压病"病史。患者4年前不慎外伤后反复出现颈肩部酸痛，偶有头晕，伏案劳累后加重，无头痛，偶有双上肢痹痛，无胸闷恶心，无踩棉花感。查体：生命体征平稳，神清，精神可，颈部活动稍受限，后仰时疼痛，颈部无压痛，叩顶试验及双侧臂丛牵拉试验（－）。分析：患者外伤致病，病程较长，每于伏案劳累，颈项部经脉不通，经气血脉运行痹阻，致颈肩部疼痛，痛处固定，上肢放射痛，结合舌脉，诊断为"颈椎病"，证属于劳伤血瘀，时值"初伏"，予天灸疗法，选穴"阿是穴、风池、百会、颈夹脊、大椎、合谷"，第二天即诉疼痛明显缓解，嘱患者按天灸疗程治疗以巩固疗效，并加强功能锻炼。

六、肩周炎

　　肩关节周围炎简称"肩周炎"，是指肩关节及其周围的肌腱、韧带、腱鞘、滑囊等软组织的退行性变和急、慢性损伤，加之感受风寒湿邪致局部产生无菌性炎症，从而引起以肩部的疼痛和功能障碍为主症的一种疾病。肩周炎是临床常见疾病，影响患者日常生活，例如梳头、洗脸、刷牙、脱衣、穿衣、伸手拿高物等，严重者甚至半夜痛醒，影响睡眠质量。肩关节周围炎好发于50岁左右，体力劳动者多见，女性多于男性（约3∶1），多发生于单肩，双肩同时发生者较少，左肩多于右肩，常于肩部受寒后发病。又名"五十肩""冻结肩""漏肩风""肩痹"等。本病起病缓慢，病程一般在1年以内，较长者可达到1～2年。大约有10%的肩周炎患者在第一次发病的5年内对侧肩关节会再次患肩周炎。

（一）诊断依据

1. 临床表现

1）肩部疼痛

起初肩部呈阵发性疼痛，多数为慢性发作，以后疼痛逐渐加剧或钝痛，或刀割样痛，且呈持续性，气候变化或劳累后常使疼痛加重，疼痛可向颈项及上肢（特别是肘部）扩散，当肩部偶然受到碰撞或牵拉时，常可引起撕裂样剧痛，肩痛昼轻夜重为本病一大特点，若因受寒而致痛者，则对气候变化特别敏感。

2）肩关节活动受限

肩关节向各方向活动均可受限，以外展、上举、内旋、外旋更为明显，随着病情进展，由于长期废用引起关节囊及肩周软组织的粘连，肌力逐渐下降，加上喙肱韧带固定于缩短的内旋位等因素，使肩关节各方向的主动和被动活动均受限，特别是梳头、穿衣、洗脸、叉腰等动作均难以完成，严重时肘关节功能也可受影响，屈肘时手不能摸到同侧肩部，尤其在手臂后伸时不能完成屈肘动作。

3）怕冷

患者肩怕冷，不少患者终年用棉垫包肩，即使在暑天，肩部也不敢吹风。

4）压痛

多数患者在肩关节周围可触到明显的压痛点，压痛点多在肱二头肌长头肌腱沟、肩峰下滑囊、喙突、冈上肌附着点等处。

5）肌肉痉挛与萎缩

三角肌、冈上肌等肩周围肌肉早期可出现痉挛，晚期可发生废用性肌萎缩，出现肩峰突起、上举不便、后伸不能等典型症状，此时疼痛症状反而减轻。

2. 检查

1）X线检查

早期的特征性改变主要是肩峰下脂肪线模糊变形乃至消失。所谓肩峰下脂肪线是指三角肌下筋膜上的一薄层脂肪组织在X线片上的线状投影。当肩关节过度内旋位时，该脂肪组织恰好处于切线位，而显示线状。肩周炎早期，当肩部软组织充血水肿时，X线片上软组织对比度下降，肩峰下脂肪线模糊变形乃至消失。

中晚期肩部软组织钙化，X线片可见关节囊、滑液囊、冈上肌肌腱、肱二头肌长头腱等处有密度淡而不均的钙化斑影。在病程晚期，X线片可见钙化斑影致密锐利，部分病例可见大结节骨质增生和骨赘形成等。此外，在肩锁关节可见骨质疏松、关节端增生或形成骨赘或关节间隙变窄等。

2）肩关节MRI检查

肩关节MRI检查可以确定肩关节周围结构信号是否正常，是否存在炎症，可以作为确定病变部位和鉴别诊断的有效方法。

（二）辨证分型

1. 手阳明经

疼痛以肩前外部为主且压痛明显，肩髃处疼痛或压痛明显，外展疼痛加重。

2. 手少阳经

疼痛以肩外侧部为主且压痛明显，肩髎处疼痛或压痛明显，外展疼痛加重。

3. 手太阳经

疼痛以肩后部为主且压痛明显，肩贞、臑俞处疼痛或压痛明显，肩内收疼痛加重。

4. 手太阴经

疼痛以肩前部为主且压痛明显，中府处疼痛或压痛明显，后伸疼痛加重。

（三）治疗方案

主穴	证型	随证配穴
肩髃、肩髎、肩前、阿是穴、条口、阳陵泉	手阳明经	臂臑、曲池等穴位
	手少阳经	曲垣、天宗等穴位
	手太阳经	大椎等穴位
	手太阴经	合谷等穴位

（四）天灸方法

细辛、白芥子、醋延胡索、川芎、羌活，以上药粉用新鲜生姜汁调和成黄豆粒大小的小丸，现用现制，用胶布固定在辨证选定的穴位上。

（五）预防调护

1. 避免长时间地伏案工作

伏案工作者常低首耸肩，长时间这一姿势将使颈部及肩部肌肉的负担增大，导致肩周肌肉群的劳损。另外在工作30～45分钟后，最好起立做5～15分钟的康复运动，舒展腰肢，转动头颈，舒松肩关节。

2. 洗澡不宜用过凉的浴水

洗澡水温热是最重要的，在温热的浴水中慢慢浸泡，可以松弛紧张的肌肉，祛除一天的疲劳。热烫的水不提倡，因会过度刺激肌肉皮肤，加重痉挛，水温一般以40°C为宜。

3. 避免关节受凉

初春时期，外出时注意肩部保暖，因为房间内外的温差大，将影响肩部的血流。有条件者，可在暖房里裸露肩膀，患部敷贴温湿毛巾，加速局部血液循环，松弛紧张僵硬的肩周肌群。

（六）病案分析

• 病　案

陈某，男，50岁。因"右肩痛活动受限1月"于大暑到东莞市中医院针灸科就诊，既往有"高血压病、冠心病、前列腺增生症"病史多年。患者1月前受凉后出现右肩疼痛，主动活动受限，以夜间疼痛为主，怕冷，食欲不振，耳鸣，失眠，夜尿多，无恶寒、发热，无头晕、头痛，无恶心、呕吐，大便正常。查体：右肩三角肌压痛，肩峰外侧压痛，右肩主动外旋、外展活动受限，右肩恐惧试验（－），主动外展活动约70°，前屈约90°，后伸约20°，内收约20°，旋前约20°，旋后约15°，拿破仑征（＋），吹号征（＋），内旋抗阻（＋），外旋抗阻（＋）。分析：患者平素怕冷，食欲不振，耳鸣，失眠，1月前因受凉后出现右肩部疼痛，逐渐出现右肩部活动受限，感受外邪，使体内气机不畅，加之素体阳虚，瘀血内阻，气机郁滞发为本病，诊断为"肩关节周围炎"，时值大暑时节，予天灸疗法，选穴"阿是穴、肩井、肩髃、肩内陵、天宗、肩贞、曲池、手三里、合谷"，第二天即诉夜间疼痛明显缓解，嘱患者按天灸疗程治疗以巩固疗效，并加强功能锻炼。

七、网球肘

因急慢性损伤而致的肱骨外上髁周围软组织的无菌性炎症。以肘关节外侧疼痛、旋前功能受限为主要临床表现，称为肱骨外上髁炎。常见于需反复做前臂旋前、用力伸腕动作的成年人。本病名称较多，尚有肱桡关节滑囊炎、桡侧伸腕肌起点损伤、前臂伸肌总腱炎、肘关节劳损、桡侧腕伸肌与环状韧带纤维组织炎等，因网球运动员好发，故又名"网球肘"。肱骨外上髁为肱桡肌及前臂伸肌总腱的附着部。如果前臂在旋前位腕关节经常做背伸性活动，可将其附着部位的软组织牵拉发生损伤，引起局部出血粘连，甚至关节滑膜嵌入肱桡关节间隙而致疼痛，本病为劳损性疾病。

（一）诊断依据

网球肘的诊断主要根据临床表现及查体，主要表现为肘关节外侧的疼痛和压痛，疼痛可沿前臂向手放射，前臂肌肉紧张，肘关节不能完全伸直，肘或腕关节僵硬或活动受限。做下列活动时疼痛加重：握手、旋转门把手、手掌朝下拾东西、打网球反手击球、打高尔夫球挥杆、按压肘关节外侧。

（二）辨证分型

1. 风寒阻络

肘部酸痛麻木，屈伸不利，遇寒加重，得温痛缓。舌苔薄白或白滑，脉弦紧或浮紧。

2. 湿热内蕴

肘外侧疼痛，有热感，局部压痛明显，活动后疼痛减轻，伴口渴不欲饮。舌苔黄腻，脉濡数。

3. 气血亏虚

起病时间较长，肘部酸痛反复发作，提物无力，肘外侧压痛，喜按喜揉，并见少气懒言，面色苍白。舌淡，苔白，脉沉细。

（三）治疗方案

主穴	证型	随证配穴
肘髎、阳陵泉、外关、合谷	风寒阻络	风门、风池等穴位

（续表）

主穴	证型	随证配穴
	气血亏虚	足三里、气海、血海等穴位

注：湿热内蕴不宜用灸法，可予针法或中药调理。

（四）天灸方法

细辛、白芥子、醋延胡索、川芎、羌活，以上药粉用新鲜生姜汁调和成黄豆粒大小的小丸，现用现制，用胶布固定在辨证选定的穴位上。

（五）预防调护

（1）伸肘和伸腕避免用力过猛，屈肘和屈腕时也应尽量缓和。

（2）连续工作的时间不宜太长，中间应适当休息，平时要多活动手腕，适当改变工作习惯，不要长时间固定一种姿势，这样可以预防网球肘的复发。

（3）注意避免肘关节吹风、着凉。

（六）病案分析

• 病　案

周某，女，48岁，右肘关节外侧疼痛1周来诊。专科查体：右肱骨外上髁处压痛明显，前臂伸肌牵拉试验阳性。患者肘部酸痛麻木，屈伸不利，遇寒加重，得温痛缓。行骨骼肌冲击波、针灸等对症治疗后症状有所缓解，但仍反复。分析：中医学认为肘部外感风寒湿邪使得局部气血凝滞，经脉瘀阻而致疼痛。诊断：网球肘（风寒阻络），时值三伏，遂建议患者行天灸治疗。取上方，贴于肘髎、阳陵泉、外关、合谷、风门、风池等穴。持续2小时，按天灸疗程，症状逐渐缓解。嘱患者按天灸疗程治疗以巩固疗效，并加强功能锻炼。

八、跟痛症

跟痛症是由多种慢性疾患所致的足跟跖面疼痛，步行或站立时疼痛加重，肥胖者多见，常见于中老年人，特别是45～60岁发病最多。临床主要以单足或双足跟部在站立或行走时疼痛为主要特征，给日常生活带来极大的影响。跟骨骨刺又称跟骨骨质增生，附着在跟骨的腱膜、肌腱反复牵拉，使肌肉附着处形成椎状的骨质增生，这是一种退行性无菌性炎症疾病。跟骨骨刺往往和跟痛症同时存在，但跟骨骨刺并不一定是跟痛症的原因。

（一）诊断依据

临床表现为病程缓慢，足跟骨跖面疼痛，步行或站立时疼痛加重，足跟骨跖面内侧结节处有局限性压痛。人在行走时，骨刺与周围肌肉、腱膜等软组织产生摩擦，造成不同程度的组织损伤，促使足跟局部发生无菌性炎症。炎症及其代谢产物刺激了足部的神经末梢，从而出现疼痛及不适。此外，行走时骨刺对足底部皮肤及软组织的压迫和跟骨内血液瘀积、跟骨内压增高也是产生疼痛的原因之一。

疼痛轻者走路或久站后逐渐疼痛，重者足跟肿胀不能站立或行走，疼痛甚至涉及小腿后侧。

（二）辨证分型

1. 寒邪阻滞

主要表现为足跟部局部疼痛，疼痛固定不移，行走不利，行走则疼痛加剧，得热痛减，遇寒则甚，或伴关节屈伸不利。舌淡，苔白，脉弦紧。

2. 湿热阻滞

主要表现为足跟部局部灼热疼痛，疼痛固定不移，行走不利，行走则疼痛加剧，伴口渴胸闷，小便短黄，大便秘结。舌红，苔黄燥，脉滑数。

3. 气滞血瘀

主要表现为足跟部局部疼痛，疼痛时轻时重，固定不移，行走不利，行走则疼痛加剧。舌质紫暗或见瘀点瘀斑，苔白腻，脉细涩。

4. 气血亏虚

主要表现为足跟部局部疼痛，疼痛反复发作，日久不愈，固定不移，行走不利，行走则疼痛加剧，或伴头晕心悸，失眠多梦，肢软乏力，面色无华，肢体倦怠。舌淡，苔薄白，脉细弱。

5. 肝肾不足

主要表现为足跟部局部疼痛，疼痛固定不移，行走不利，行走则疼痛加剧，或伴头晕目眩，腰膝酸软，肢软乏力。舌淡，苔薄白，脉细弱。

（三）治疗方案

主穴	证型	随证配穴
太溪、照海、昆仑、申脉、悬钟、阿是穴	寒邪阻滞	承山、阳陵泉等穴位
	气滞血瘀	膈俞、太冲等穴位
	气血亏虚	脾俞、足三里等穴位
	肝肾不足	肝俞、肾俞、复溜等穴位

注：湿热阻滞不宜用灸法，可予针法或中药调理。

（四）天灸方法

细辛、白芥子、醋延胡索、川芎、羌活，以上药粉用新鲜生姜汁调和成黄豆粒大小的小丸，现用现制，用胶布固定在辨证选定的穴位上。

（五）预防调护

（1）尽量少走路，以避免病变部位受到刺激而加重病情。

（2）慎按摩推拿，尤其是使用牛角、木棍等硬物在疼痛部位刺激，这样非但不会使病情好转，还会引起相反的后果。

（3）应选择宽大、柔软的鞋子，比如质地较好的旅游鞋，最好不要穿皮鞋。

（4）每天睡前用热水泡脚20～30分钟有利于控制病情。

（六）病案分析

> **● 病　案**
>
> 　　李某，男，48岁，右足跟部疼痛1周来诊。专科查体：足底压痛明显，踝关节各骨未触及骨擦感。患者为1周前徒步旅行后出现足跟疼痛，疼痛时轻时重，固定不移，行走不利，行走则疼痛加剧。行骨骼肌冲击波等对症治疗后症状有所缓解，但仍反复。分析：中医学认为患者过度徒步，劳伤足跟导致局部肿胀，形成瘀血，致使气血运行不畅，经脉阻塞不通，使得足跟局部气血凝滞，经脉瘀阻而致疼痛。诊断：跟痛症（气滞血瘀），时值三伏，遂建议患者行天灸治疗。取上方，贴于太溪、照海、昆仑、申脉、悬钟、膈俞、太冲、阿是穴等。持续2小时，按天灸疗程，完成3次敷贴后症状逐渐缓解。

九、退行性膝关节炎

　　退行性膝关节炎是由膝关节的退行性改变和慢性积累性关节磨损造成的，以膝部关节软骨变性、关节软骨面反应性增生、骨刺形成为主要病理表现。目前很多西医学者认为该病是一种以关节软骨退行性改变为核心，累及骨质，并包括骨膜、关节及关节其他结构的全方位、多层次、不同程度的慢性炎症。实验研究证实，影响关节软骨的相关因素有骨内压升高、金属蛋白酶及其抑制物、细胞因子及生长因子、自由基、自身免疫反应、透明质酸等，其病理基础是关节软骨的退行性改变，即软骨构成成分的改变，包括胶原纤维排列方向的变化、蛋白多糖减少、水分增多。其软骨退变更易发生于承重及摩擦大的部位，且磨损范围较局限。临床上以中老年人发病较普遍，尤以50～60岁最多见，女性多于男性，随年龄增加，此性别差异也同时加大。肥胖的中老年妇女更为多发。

（一）诊断依据

1. 临床表现

起病缓慢者膝关节疼痛不严重，可为持续性隐痛，气温降低时疼痛加重，与气候变化有关，晨起后开始活动，长时间行走，剧烈运动或久坐起立开始走时膝关节疼痛僵硬，稍活动后好转，上、下楼困难，下楼时膝关节发软，易摔倒。蹲起时膝关节疼痛、僵硬，严重时，关节酸痛胀痛，跛行，关节功能受限，以下蹲最为明显，伸屈活动有弹响声，部分患者可见关节积液，局部有明显肿胀、压痛现象，合并风湿病者关节红肿、畸形。

2. 检查

1）血化验检查

对血常规、血沉、C-反应蛋白、抗链"O"、类风湿因子等化验检查，指标一般都在正常范围，少数炎症严重者，血沉和C-反应蛋白可轻度升高。

2）滑液检查

受累关节如伴发滑膜炎可出现滑液量增多。典型者清晰、黏稠、细胞数不高，多为单核细胞。可见软骨或骨碎片颗粒，软骨碎片中可见软骨细胞。

3）关节镜检查

能清楚观察关节软骨及其周围组织，但由于本检查属于创伤性检查，可能伴发感染或出血等不良反应，且费用较高，不作为常规检查。

4）X线片

早期阶段，X线片大多正常，中晚期可见关节间隙不对称性狭窄、关节面下骨硬化和变形、关节边缘骨赘形成、关节面下囊性变和关节腔游离体等。X线片可分为五级。0级：无改变；1级：轻微骨赘；2级：明显骨赘，关节间隙正常；3级：骨赘外关节间隙中度狭窄；4级：骨赘外关节间隙严重狭窄，伴软骨下骨硬化。

5）其他

随着影像学新技术如微焦摄影、CT、磁共振和三维重建等的应用，除对骨关节炎的诊断有帮助外，对详细了解骨关节炎的病变进展及药物疗效都有参考价值。

（二）辨证分型

1. 瘀血

膝关节疼痛剧烈，痛如针刺，痛处固定不移，夜间加重，伴有外伤史。舌质紫暗，或有瘀斑，脉涩。

2. 肝肾亏虚

膝关节隐隐作痛，酸软无力，酸困疼痛，遇劳更甚，舌质红，少苔，脉沉细无力。

3. 寒湿

关节疼痛固定不移，甚则关节变形，肿大，或僵直，恶风寒，阴雨天加重，得热痛减。

（三）治疗方案

主穴	证型	随证配穴
膝眼、阴陵泉、阳陵泉	瘀血	膈俞等穴位
	肝肾亏虚	肝俞、肾俞等穴位
	寒湿	血海、复溜等穴位

（四）天灸方法

细辛、白芥子、醋延胡索、川芎、羌活，以上药粉用新鲜生姜汁调和成黄豆粒大小的小丸，现用现制，用胶布固定在辨证选定的穴位上。

（五）预防调护

（1）注意膝关节保暖，尽量穿着长裤（老年人也可以戴护膝，一方面保暖，一方面防止膝部受伤），不要把膝关节直接暴露在冷空气中。

（2）热敷以改善血液循环，减轻膝部不适，缓解膝部疼痛和肌肉痉挛，减轻肿胀。热敷以湿敷为好，如热气浴、温泉浴。也可用热毛巾湿敷，但注意如果关节有红肿时应停止热敷。高血压、心脏病者慎用，夏天气温高时更需注意（急性期停止热敷）。

（3）避免关节过度负重，勿长时间保持某一体位，特别是屈膝小于90°，不要久坐、久站。应适当活动关节，如多游泳，坚持多骑自行车，少走路，尤其是少上下台阶及走不平路。

（4）肥胖者应节制饮食，减轻体重，减少关节的承重，多摄取富含蛋白质、维生素及矿物质的食物。

（5）使用手杖，拐杖以减轻关节负重。

（6）合理使用夹板、护膝带、弹性粘带，增强关节的稳定性。

（7）加强膝部力量锻炼。

（六）病案分析

· 病　案

刘某，女，68岁，6年前开始出现右膝关节疼痛，1月前疼痛加重。专科查体：右膝关节无明显肿胀，触及右膝内侧副韧带压痛，右膝关节被动伸屈时无交锁现象，浮髌试验（－）。患者膝关节隐隐作痛，酸软无力，酸困疼痛，遇劳更甚。于东莞市中医院行针灸推拿等对症治疗后症状有所缓解，但仍反复。分析：患者年老体衰、肝肾亏虚，加之膝关节感受风寒湿邪或外伤劳损，膝关节气滞血瘀，致使筋骨失养，日久气血不足则发为本病。诊断：退行性膝关节炎（肝肾亏虚），时值三伏，遂建议患者行天灸治疗。取上方，贴于膝眼、阴陵泉、阳陵泉、肝俞、肾俞等穴。持续2小时，按天灸疗程，症状逐渐缓解。嘱患者按天灸疗程治疗以巩固疗效，并加强功能锻炼。

第五节 男科病症

一、阳痿

阳痿，是临床上最常见的男性性功能障碍，是指性交时阴茎不能勃起，或虽勃起但勃起不坚，或勃起不能维持，以致无法进行正常性生活的病症。可见于西医学中各种功能性及器质性疾病造成的男子阴茎勃起功能障碍。

（一）诊断依据

（1）男子年龄20～65岁。

（2）有性欲，但性交时阴茎不能勃起，或勃起不充分或历时短暂，以致不能插入阴道。

（3）持续至少3个月。

（4）排除器质性病变、药物或酒精所致的阳痿。

（二）辨证分型

1. 命门火衰

阳痿不举，面色㿠白，头晕目眩，精神萎靡，腰膝酸软，畏寒肢冷，耳鸣。舌淡，苔白，脉沉细。

2. 心脾两虚

阳痿，精神不振，失眠健忘，胆怯多疑，心悸自汗，纳少，面色无华。舌淡，苔薄白，脉细弱。

3. 湿热下注

阴茎痿软，勃而不坚，阴囊潮湿气臊，下肢酸重，尿黄，解时不畅，余沥不尽。舌红，苔黄腻，脉沉滑数。

（三）治疗方案

主穴	证型	随证配穴
关元、中极、三阴交	命门火衰	命门、志室、气海等穴位
	心脾两虚	心俞、脾俞、足三里等穴位
	湿热下注	阴陵泉等穴位
若兼见：头晕目眩加阳陵泉、内关等穴位；失眠健忘加心俞等穴位		

（四）天灸方法

（1）小茴香和炮干姜，共研细末加食盐少许，用蜂蜜、蛋清或牛乳，调为稀糊状，外敷于肚脐孔处，敷料包扎，胶布固定，连续敷贴7日为1个疗程，连续2～3个疗程有温阳补肾之效，适用于阳痿。

（2）将露蜂房、杭白芷共研细末，用米醋适量调为稀糊状，贴肚脐孔处，用外伤止痛贴固定。隔日换药1次，连续3～5次，可用于治疗阳痿。

（3）五倍子、煅龙骨粉各等份，研为细末，装瓶备用。使用时每次取药末适量，以清水适量调为稀糊状，外敷于肚脐孔，以肤疾宁贴膏外敷。两日换药1次，连续半月，有补肾固涩功用，用于治疗阳痿。

（五）预防调护

（1）天灸敷贴对阳痿症状有一定改善作用，取得疗效后，应注意节制房事。

（2）阳痿初愈后症状容易反复，注意及时巩固治疗和心理疏导，在行房事时男方要消除紧张心理，克服悲观情绪，树立信心。

（六）病案分析

● 病　案

王某，男，41岁。自诉阳痿已十年之久，或举而不坚，或痿而不用，下肢痿弱无力，精神萎靡，神疲乏力，夜寐不安，多梦易醒，舌淡，苔薄白微黄，脉沉细。曾用针灸并中西药多方治疗，未见效果。中医辨证诊断为阳痿，证属心脾两虚，治疗以补益心脾为主，予以天灸辨证取穴治疗，取关元、中极、三阴交、心俞、脾俞、足三里。嘱患者按照天灸治疗疗程治疗3次。连续治疗2个月后，患者诉症状稍有改善，要求继续治疗。继续予以治疗3个月后随访，患者已愈。

二、遗精

遗精，是指在无性生活状态下发生的精液遗泄，有梦而遗者，名为梦遗；无梦而遗，甚至清醒时精液流出者，名为滑精。正常未婚男子或婚后夫妻分居者，每月遗精1～2次，或偶尔再稍多，属正常生理现象。若未婚成年男子遗精次数频繁，每周2次以上，甚至一夜数次，或已婚有正常性生活下经常遗精，则属于病理状态。可见于现代医学的神经衰弱、精囊炎和睾丸炎引起的遗精。

（一）诊断依据

（1）已婚男子，有正常性生活，但仍有较多遗精或未婚男子频繁发生遗精（1～3日1次），伴头昏、乏力、腰酸等症状，持续1个月以上者。

（2）排除合并心、脑、肝、肾、脊髓神经病变及精神疾病；排除因包皮过长、包皮垢刺激或阴茎龟头发炎、前列腺炎和由外来刺激等引起的遗精。

（3）直肠指诊、前列腺液常规检查、前列腺和精囊B超等检查有助于本病诊断。

（二）辨证分型

1. 阴虚火旺

夜寐不实，多梦遗精，阳强易举。心中烦热，头晕耳鸣，面红升火，口干苦。舌质红，苔黄，脉细数。

2. 湿热下注

有梦遗精频作，尿后有精液外流，小便短黄而混浊，或热涩不爽，口苦烦渴。舌红，苔黄腻，脉滑数。

3. 心脾两虚

遗精因思虑或劳累过度而作。头晕失眠，心悸健忘，面黄神倦，食少便溏。舌质淡，苔白，脉细弱。

4. 肾虚不固

遗精频作，甚则滑精。腰酸膝软，头晕目眩，耳鸣，健忘，心烦失眠。肾阴虚者，兼见颧红，盗汗，舌红，苔少，脉弦数；肾阳虚者，可见阳痿早泄，精冷，畏寒肢冷，面浮肿、㿠白。舌淡，苔白滑，尖边齿印，脉沉细。

（三）治疗方案

主穴	证型	随证配穴
气海、关元、太溪、肾俞、次髎、三阴交	阴虚火旺	复溜、神门等穴位
	湿热下注	中极、阴陵泉等穴位
	心脾两虚	心俞、脾俞等穴位
	肾虚不固	志室、命门等穴位
若兼见：神经衰弱加肝俞、心俞等穴位；精囊炎和睾丸炎加中极等穴位；失眠多梦加四花等穴位；外阴湿痒加中极、阴陵泉等穴位		

（四）天灸方法

遗精膏：取五倍子200克，粉碎为末，贮瓶备用。灸时取药粉10克，加醋适量调和成膏状，做成3枚药团，分别敷贴于关元、两侧肾俞，纱布覆盖，胶布固定。早上贴药，次晚换药。10日为1个疗程。

（五）预防调护

（1）天灸敷贴可缓解遗精症状，注意配合专科治疗和心理疏导。

（2）在治疗同时，要戒除不良习惯。

（六）病案分析

● 病　案

黄某，男，32岁。从初中开始有手淫习惯，后一直出现遗精，每周至少2次，严重时每周可有4～5次，当时自以为正常，上学时一直未予重视。参加工作后一直如此，未有改善。后曾多次在三甲医院男科及泌尿外科就诊，口服多种西药及中成药治疗，症状仍未有明显好转。之后其家属曾带其至某地方乡村中医私人门诊就诊，服用煎煮中药有30余剂，症状仍未有好转。患者平素夜寐不实，多梦遗精，阳强易举。心中烦热，头晕耳鸣，面红升火，口干苦。舌质红，苔黄，脉细数。中医辨证诊断为"遗精"，证属阴虚火旺。治疗以滋阴降火为法。天灸取穴为气海、关元、太溪、肾俞、次髎、三阴交、复溜、神门。嘱患者按天灸疗程治疗4次，患者复诊诉症状较前有所改善，建议继续坚持每年三伏、每年三九按天灸疗程继续巩固治疗。嘱其在治疗的同时，要戒除不良习惯。

三、前列腺炎

前列腺炎，是青壮年男性生殖系统的常见疾病，中医属"劳淋、精浊、白浊"等范畴，是指以小便次数增多、排尿有急迫感为主症的一类病症，可有小腹拘急，尿道刺痛、腰背酸软等伴随症状。前列腺炎可见于现代医学的尿路感染、急慢性前列腺炎、泌尿系结石、结核、肿瘤等疾病。

（一）诊断依据

（1）急慢性前列腺炎常表现为尿频、尿急、尿痛等临床症状，有手淫、纵欲过度等不正常性生活习惯和紧张、劳累、烟酒史。尿路感染往往伴有发热、寒战、恶心、呕吐、食欲不振等症状。

（2）部分疾病有特定诱发因素，如泌尿系结石、结核、肿瘤等均会引起尿道堵塞而引发尿频尿急症状，或伴有消瘦、盗汗等症状。

（3）全身系统检查，应着重对生殖系统进行检查，注意生殖器官的畸形、炎症，神经及内分泌系统也应做细致的检查。

（4）血液检查，会发现红细胞及血红蛋白都在下降，而白细胞增多，血小板减少。尿液检查，一般尿少，尿量小于17毫升/小时或小于400毫升/天，尿比重低，小于1.014甚至稳定在1.01左右，尿呈酸性，尿蛋白定性（＋）～（＋＋＋），尿沉渣镜检可以看见粗壮颗粒管型。

（5）做肾系B超检查，或X线腹部平片、肾盂造影等可排查疾病原因。必要时做膀胱镜逆行造影。

（二）辨证分型

1. 湿热下注

小便频急不爽，尿道灼热刺痛，尿黄浑浊，少腹拘急，腰痛，或伴有恶寒发热，口苦，恶心呕吐，大便干结。舌红，苔黄腻，脉滑数。

2. 下焦瘀滞

尿频、尿急、尿痛，腰痛发胀，少腹刺痛，尿中夹血块或尿色暗红，解时不畅。舌质紫暗或有瘀斑，脉细涩。

3. 脾肾两虚

尿频，余沥不尽，少腹坠胀，遇劳则发，腰酸，神倦乏力，面足轻度浮肿，头昏食少，面色苍白。舌质淡，苔薄白，脉沉细或细弱。

（三）治疗方案

主穴	证型	随证配穴
中极、肾俞、膀胱俞、三阴交、阴陵泉	湿热下注	脾俞等穴位
	下焦瘀滞	水道、委阳、膈俞等穴位
	脾肾两虚	脾俞、太溪等穴位
若兼见：尿路感染加委中等穴位；急慢性前列腺炎加太溪、关元等穴位；泌尿系结石加京门、关元等穴位；恶寒发热加曲池、风门等穴位；尿中夹血块或尿色暗红加膈俞、血海等穴位；神疲乏力、少腹坠胀加中脘、气海等穴位		

（四）天灸方法

天灸膏精选金钱草、丹参、玄胡、虎杖、甘遂、冰片、肉桂、干姜、细辛、乌药、小茴香等十一味中药制成。敷贴部位：神阙、关元、双侧腰眼或骶尾部，1日1换。

（五）预防调护

（1）天灸敷贴可缓解各类尿频尿急症状，但症状易反复，注意巩固治疗及配合日常护理。

（2）注意防寒保暖，不吃刺激性食物，禁酒，治疗期间宜节制房事。

（六）病案分析

• 病　案

郭某，男，23岁。遗精8年余，在当地医院诊断为慢性前列腺炎，服用氧氟沙星、阿奇霉素等未能得到控制。遗精5~6日1次，严重时每日1次，尿频，后尿道疼痛，小腹胀痛，腰酸不适，睾丸发凉，头痛，寐差，舌质淡红，苔薄黄，脉弦滑。前列腺指诊：偏大，质地硬，压痛。前列腺液常规：pH6.7，白细胞满视野（HP），卵磷脂小体（+）。西医诊断：慢性前列腺炎。中医辨证诊断为"精浊"，证属湿热下注，治法以清热利湿为主。天灸取穴为肾俞、中极、膀胱俞、三阴交、阴陵泉、脾俞。嘱患者按天灸疗程治疗3次，患者复诊诉症状较前有所改善，建议其继续坚持每年三伏、三九按天灸疗程巩固治疗。嘱患者注意防寒保暖，不吃刺激性食物，禁酒，治疗期间宜节制房事。

第六节　神经科病症

一、眩晕

眩晕，是以头晕目眩、视物旋转为主要表现的一种自觉症状。眩是指眼花或眼前发黑，晕是指头晕甚或自身或外界景物旋转，二者常同时并见，故统称为"眩晕"。轻者闭目即止，重者如坐车船，旋转不定，不能站立，或伴有恶心、呕吐、汗出，甚至昏倒等症状。

（一）诊断依据

（1）头晕目眩，视物旋转，轻者闭目即止，重者如坐车船，甚则仆倒。

（2）可伴恶心呕吐，眼球震颤，耳鸣耳聋，汗出，面色苍白等症状。

（3）慢性起病逐渐加重，或急性起病，或反复发作。

（4）测血压，查血红蛋白、红细胞计数及心电图，电测听，脑干诱发电位，眼震电图，颈椎X线片及经颅多普勒等有助于明确诊断。有条件者做CT、磁共振检查。

（5）应注意排除肿瘤、严重血液病等。

（6）晕动病常在乘车、航海、飞行和乘坐其他交通工具数分钟至数小时后发生，需要与内耳眩晕病、前庭神经炎、椎-基底动脉供血不足等疾病相鉴别。

（二）辨证分型

1. 风阳上扰

眩晕耳鸣，头痛且胀，易怒，失眠多梦，或面红目赤，口苦。舌红，苔黄，脉弦滑。

2. 痰浊上蒙

头重如裹，视物旋转，胸闷作呕，呕吐痰涎。舌淡，苔白腻，脉弦滑。

3. 气血亏虚

头晕目眩，面色淡白，神倦乏力，心悸少寐。舌淡，苔薄白，脉弱。

4. 肝肾阴虚

眩晕久发不已，视力减退，少寐健忘，心烦口干，耳鸣，神倦乏力，腰酸膝软。舌红，苔薄，脉弦细。

（三）治疗方案

主穴	证型	随证配穴
颈百劳、肝俞、胆俞、水分	风阳上扰	太溪、肾俞等穴位
	痰浊上蒙	丰隆、足三里等穴位
	气血亏虚	关元、气海、足三里等穴位
	肝肾阴虚	太溪、三阴交、涌泉等穴位

（四）天灸方法

（1）岭南传统天灸1号方天灸散敷贴（白芥子、细辛、甘遂、延胡索等）。

（2）附子、白术、干姜等份研磨，生姜汁调和敷贴。

（五）预防调护

（1）痰浊上蒙者应以清淡饮食为主，少食油腻厚味之品，以免助湿生痰，酿热生风。也应避免食辛辣食品，戒除烟酒，以防风阳升散之虞。

（2）眩晕发作时，令患者闭目安卧（或坐位），以手指按压印堂、太阳等穴，使头面部经气舒畅，眩晕症状可减轻。

（3）天灸敷贴可有效缓解各类眩晕症状，但症状易反复，注意巩固治疗及配合日常护理。

（六）病案分析

● 病案一

王某，男，50岁。高血压及眩晕病史多年，数月一发或一月数发不等，发则头晕眼花，自觉天旋地转，耳鸣如蝉噪不休，须闭目仰卧，体位稍稍更动则头旋加剧，呕恶频作，舌苔腻，脉弦滑有力。治疗以平肝息风、清化痰浊为法，取风池、外关、丰隆、太冲。连续治疗2～3次后病情好转，虽仍有发作，但间隔时间延长，且症状较轻。遂改用调补肝肾之法，取肝俞、肾俞、三阴交、太溪等穴，每周治疗2～3次。连续3个月遂愈，观察年余未再复发。

• 病案二

李某，男，57岁。头晕多年，如坐车船，感觉周身环境转动，呕吐，血压低，耳鸣如蝉声，西医检查有内耳平衡失调，诊断为梅尼埃综合征。近两个月来头昏头晕，不能久看书，胃脘不适，食欲减退，稍久则头晕头痛加重，患者面色淡白，神倦乏力，心悸少寐。舌淡，苔薄白，脉弱。中医辨证诊断为"眩晕"，证属气血亏虚。治疗以补益气血为法，天灸取颈百劳、肝俞、胆俞、水分、关元、气海、足三里。予以按照天灸疗程连续治疗3次后头晕症状有明显缓解，嘱患者后续再按疗程治疗2~3次，后随访症状无再发。按：本例为典型的中气不足、清阳不升导致气血亏虚之眩晕。

二、失眠

失眠又称不寐、目不瞑、不得眠、不得卧，是指经常不能获得正常睡眠，或入睡困难，或睡眠时间不足，或睡眠不深，严重时以彻夜不眠为特征的病症。不寐常见于现代医学的原发性失眠症、神经衰弱、广泛性焦虑和抑郁发作等疾病。

（一）诊断依据

（1）以失眠为主诉者。

（2）具有失眠和极度关注失眠结果的优势观念。

（3）对睡眠数量、质量不满，引起明显的苦恼或社会功能受损。

（4）每周至少发作3次，病程持续一个月以上。

（5）排除躯体障碍和其他精神疾患所导致的继发性失眠。

（6）睡眠脑电图与症状符合。

（二）辨证分型

1. 心脾两虚

多梦易醒，心悸健忘，头晕目眩，肢倦神疲，饮食无味，面色少华。舌淡，苔薄，脉细弱。

2. 心胆气虚

不寐多梦，易于惊醒，胆怯心悸，遇事善惊，气短倦怠，小便清长。舌淡，脉弦细。

3. 阴虚火旺

心烦不寐，心悸不安，头晕，耳鸣，健忘，腰酸梦遗，五心烦热，口干津少。舌红，脉细数。

4. 肝郁化火

不寐多梦，性情急躁易怒，不思饮食，口渴喜饮，目赤口苦，小便黄赤，大便秘结。舌红，苔黄，脉弦而数。

5. 痰热内扰

不寐头重，痰多胸闷，恶食嗳气，吞酸恶心，心烦口苦，目眩。苔腻而黄，脉滑数。

（三）治疗方案

主穴	证型	随证配穴
	心脾两虚	脾俞、足三里等穴位

（续表）

主穴	证型	随证配穴
中脘、心俞、胆俞、三阴交	心胆气虚	关元、气海等穴位
	阴虚火旺	肾俞、肝俞等穴位
	肝郁化火	肝俞等穴位
	痰热内扰	曲池、丰隆等穴位

（四）天灸方法

（1）岭南传统天灸2号方敷贴（黄芥子、细辛、甘遂、延胡索、黄连、肉桂等）。

（2）朱砂、附子适量，共研末，热水调和，睡前敷于涌泉。

（3）丹参、远志、石菖蒲、硫黄各等份，共研末，白酒调和，敷脐。

（4）吴茱萸捣烂，米醋调和，敷涌泉。

（五）预防调护

（1）因一时情绪紧张或环境吵闹、卧榻不适等而引起失眠者，不属病理范围，只要解除有关因素即可恢复正常。老年人因睡眠时间逐渐缩短而容易醒觉，如无明显症状，则属生理现象。

（2）在进行天灸治疗时，还应重视精神调摄和讲究睡眠卫生，积极进行心理情志调整，克服过度的紧张、兴奋、焦虑、抑郁、惊恐、愤怒等不良情绪，做到喜怒有节，尽量放松，才能较好地入睡。

（六）病案分析

> ● 病　案
>
> 　　姚某，女，48岁。长期进行脑力劳动，经常不能安眠，每日服地西泮2~3片，已成习惯。心烦急躁，月事提前、色黑，舌红口干，脉弦滑有力。中医辨证诊断为"不寐"，证属肝郁化火，治疗以疏肝泻火、镇心安神为法。嘱患者停服地西泮，予以天灸治疗，天灸取穴中脘、心俞、胆俞、三阴交、肝俞。按照天灸疗程治疗2次后，患者诉已稍能入睡，睡眠每晚3~4小时，仍易醒，梦多，嘱其再按疗程治疗3次后随访，患者诉睡眠较前明显改善，整夜未醒。嘱患者在进行天灸治疗时，还应重视自身精神调摄和讲究睡眠卫生，积极进行心理情志调整，克服过度的紧张、兴奋、焦虑、抑郁、惊恐、愤怒等不良情绪，做到喜怒有节，尽量放松，才能较好地入睡。按：患者长期失眠，心烦急躁，月事提前，舌红，脉弦有力，均为肝郁化火，扰动心神之征；脉滑提示有痰浊阻滞；口干乃为伤阴之征。

第七节 儿科病症

一、小儿腹泻

小儿腹泻亦称"小儿泄泻"，是以大便次数增多，便质稀薄或如水样为特征的一种小儿常见病。本病一年四季均可发生，以夏秋季节发病率为高，不同季节发生的腹泻，其证候表现有所不同。以6个月～2岁小儿发病率较高。如病久不愈，可导致疳证。本证包括西医学小儿肠炎、秋季腹泻、胃肠功能紊乱、肠易激综合征等疾病。

病位在肠，且与肝、肾有着密切的关系，但关键病变脏腑在脾胃。腹泻病机主要在于胃肠功能障碍，偏脾虚湿盛是关键。

（一）诊断依据

（1）有乳食不节、饮食不洁，或冒风受寒、感受时邪的病史。

（2）大便次数较平时明显增多，粪质稀薄。

（3）可伴有恶心、呕吐、腹痛、发热、口渴等症。

（4）重症腹泻，可见小便短少、高热烦渴、神萎不振、皮肤干瘪、囟门凹陷、目眶下陷、啼哭无泪等脱水征，以及口唇樱红、呼吸深长、腹胀等酸碱平衡失调和电解质紊乱的表现。

（5）实验室检查：大便镜检可有脂肪球或少量白细胞、红细胞。大便病原学检查可有轮状病毒等病毒检测阳性，或致病性大肠杆菌等细菌培养阳性。

（二）辨证分型

1. 伤食泻

大便气味酸臭或如败卵，腹痛腹胀，口臭纳呆，泻前腹痛哭闹，多伴恶心呕吐。舌苔厚腻，脉滑数。

2. 风寒泻

大便色淡，带有泡沫，无明显臭气，腹痛肠鸣。或伴鼻塞，流涕，身热。舌苔白腻，脉滑有力。

3. 湿热泻

泻如水样，每日数次或数十次，色褐而臭，可有黏液，肛门灼热，小便短赤，发热口渴。舌质红，苔黄腻，脉数。

4. 寒湿泻

大便每日数次或数十次，色较淡，可伴有少量黏液，无臭气，精神不振，不渴或渴不欲饮，腹满。舌苔白腻，脉濡。

5. 脾虚泻

久泻不止，或反复发作，大便稀薄，或呈水样，带有奶块或不消化食物残渣，神疲纳呆，面色少华。舌质偏淡，苔薄腻，脉弱无力。

6. 脾肾阳虚泻

每于黎明之前，脐腹作痛，肠鸣而泻，完谷不化，泻后则安，形体消瘦，或面目虚浮，四肢欠温。舌淡苔白，脉细无力。

（三）治疗方案

主穴	证型	随证配穴
天枢、上巨虚、足三里	伤食泻	中脘等穴位
	风寒泻	大椎、关元等穴位
	湿热泻	阴陵泉等穴位
	寒湿泻	脾俞、神阙等穴位
	脾虚泻	脾俞等穴位
	脾肾阳虚泻	肾俞、命门、关元等穴位

（四）天灸方法

丁香2克、吴茱萸30克、胡椒30粒，共研磨成末，每次1～3克，醋调成糊状，敷贴脐部，每日1次。用于风寒泻、脾虚泻。

（五）预防调护

（1）注意饮食卫生，食品应新鲜、清洁，不要暴饮暴食。饭前、便后洗手。提倡母乳喂养，不宜在夏季及小儿患病时断奶，遵守辅食添加原则，注意科学喂养。加强户外活动，注意气候变化，防止感受外邪，避免腹部受凉。

（2）适当控制饮食，以减轻脾胃负担，对于吐泻严重及伤食泻患者可暂时禁食，注意补充糖盐溶液，随病情好转，逐渐恢复饮食量，忌油腻、生冷及不易消化食物。保持皮肤干洁，勤换尿布，每次大便后用温水清洗。密切观察病情变化，及早预防泄泻变证。

（六）病案分析

● 病　案

　　患者，男，2岁。因"腹泻1天"于2019年夏至就诊。患者在1天前因洗澡受凉后出现腹泻，大便日行4~5次，色黄，质稀烂夹有不消化食物残渣，量中等，气味酸臭，便时哭闹，纳欠佳，睡眠不安，小便少，舌红，苔腻。查体：体温37℃，一般情况尚可，咽（－），心肺（－），腹胀，无明显脱水征，脐周压痛明显，无反跳痛，肝脾无肿大。诊断为小儿腹泻（伤食泻），采取天灸药物敷贴天枢、上巨虚、足三里、中脘，敷贴当天腹泻止，患者胃纳好转，腹胀减轻，舌苔转薄。

　　追问病史，患者平素有乳食不节史，乳食伤脾，脾失健运，壅塞肠胃，气机不畅，引起腹胀、泻下大便稀烂夹有不消化食物残渣，伴气味酸臭，"胃不和则卧不安"，故患者夜寐不安。

　　小儿脾常不足，消化能力薄弱，稍有乳食不节，喂养不当，便容易损伤脾胃而患病。而小儿脏腑清灵，易趋康复，天灸药物通过经络腧穴吸收、传输、利用的同时，经络腧穴对药物刺激做出较强反应，温通元阳、运肠胃气机、消积化滞，患者泄泻立止。

　　嘱患者家属予清淡饮食，完成当年三伏天灸疗程。天灸疗程结束后回访患者，其间未再出现腹泻。

二、小儿遗尿

遗尿，俗称"尿床"，属于中医学"遗尿""尿溺"范畴，是指5周岁或以上的儿童经常在睡眠中不自觉排尿，醒后方觉的一种病症，多见于10岁以下儿童，偶可延至12～18岁。相当于现代医学的原发性夜间遗尿，西医学认为本病因大脑皮层、皮质下中枢功能失调而引起。

（一）诊断依据

（1）发病年龄在5岁或以上儿童睡眠状态时发生的不自主排尿，醒后方觉。

（2）睡眠较深，不易唤醒，每夜或隔几天发生遗尿，甚则每夜1～2次，该情况持续时间超过3个月，不能自行缓解。

（3）进行尿常规、尿培养、泌尿系统（双肾输尿管、膀胱）B超、腰骶椎X线片等检查，以排除器质性疾病。

（4）排除明显智力发育迟缓者及存在精神疾病的可能者。

（二）辨证分型

1. 肺脾气虚

夜间遗尿，日间尿频而量多，经常感冒，面色少华，神疲乏力，食欲不振，大便溏薄。舌质淡红，苔薄白，脉沉无力。

2. 肾气不足

寐中多遗，可达数次，小便清长，面色少华，神疲乏力，较同龄儿稍差，肢冷畏寒。舌质淡，苔白滑，脉沉无力。

3. 肝经湿热

寐中遗尿，尿频量少，色黄腥臭，性情急躁，夜间或有啮齿，面赤唇红，口渴欲饮。舌质红，苔薄黄，脉弦数。

（三）治疗方案

主穴	证型	随证配穴
关元、中极、三阴交	肺脾气虚	肺俞、脾俞等穴位
	肾气不足	肾俞、气海等穴位
	肝经湿热	肝俞、阴陵泉等穴位

（四）天灸方法

（1）五倍子、何首乌各3克，研末，用醋调敷于脐部，外用纱布覆盖，每晚1次，连用3～5晚。

（2）覆盆子、金樱子、补骨脂、五味子、仙茅、山茱萸、桑螵蛸各60克，丁香、肉桂各30克，研末装瓶备用，每次1克，填入脐中，滴1～2滴乙醇后，用纱布覆盖，每天换药1次，适用于肾气不足者。

（五）预防调护

（1）患者白天切勿玩耍过度，睡前减少饮水，每晚按时唤醒排尿，逐渐养成自控的排尿习惯，夜间遗尿后要及时更换裤褥，保持干燥及外阴部清洁。晚餐不进稀饭、汤水，中药汤剂也不宜晚间服用。

（2）除疾病本身外，心理因素也是造成本病反复难愈的原因之一，治疗期间家长应以鼓励态度对待治疗过程中的进步，避免过于责罚，造成患者自卑、紧张的心理。

（六）病案分析

● 病　案

张某某，男，9岁。"遗尿4月"，家长代诉近4个月反复遗尿，1周2次，色淡黄，味淡，每夜2~3次，唤醒困难，平素易感冒，怕冷，白天小便次数较多，乏力，胃纳可，大便正常，舌淡，苔薄，脉沉细。否认食物药物过敏史，否认地中海贫血病史及蚕豆病病史。查体：生命体征平稳，咽（－），双肺呼吸音清，心腹（－），肝脾未触及，外阴无包茎、无畸形。辅助检查：尿常规阴性，血常规未见明显异常，腰骶部X线片未见脊柱隐裂。

患者遗尿时间较长，精神可，面色㿠白，小便清长，乏力，胃纳可，大便正常，舌淡，苔薄，脉沉细。证属肾气不足。患者先天禀赋不足，素体虚弱，肾气不足，下元虚冷，肾藏精、主水，主生长发育、生殖与脏腑气化，肾气封藏失职，导致膀胱失职，造成遗尿。

东莞市中医院天灸药方为辛温药物，温补肾阳为主，辨证为肾气不足，取穴关元、中极、三阴交、肾俞、气海。患者按初伏敷贴关元、中极、三阴交、肾俞、气海0.5~1小时后，皮肤稍红，按时完成中伏、末伏共3次治疗后，遗尿症状好转，3月遗尿1次，后期随

访，已无遗尿。三九天灸，继续巩固，按上述穴位敷贴
"一九""二九""三九"3次，面色转红润，怕冷好转，
随访半年夜间已无遗尿。

三、小儿咳嗽

小儿咳嗽是小儿常见的一种肺系病症。有声无痰为咳，有
痰无声为嗽，有声有痰谓之咳嗽。一年四季均可发生，以冬春
二季发病率高。任何年龄皆可发病，以婴幼儿为多见。本病相
当于西医学的气管炎、支气管炎。

（一）诊断依据

（1）一年四季均可发病，好发于冬春二季，常因气候变化
而发病，多发生在感冒之后，婴幼儿多见。

（2）以咳嗽为主要症状，开始为干咳，以后有痰。婴幼儿
症状较重，常有发热呕吐及腹泻等，一般无全身症状。

（3）肺部听诊：双肺呼吸音粗糙，可有不固定的、散在的
干啰音和粗中湿啰音。婴幼儿有痰常不易咳出，可在咽喉部或
肺部闻及痰鸣音。

（4）血常规检查可见病毒感染者血白细胞计数正常或偏
低；细菌感染者血白细胞计数及中性粒细胞增高。

（5）X线片检查显示胸片正常，或肺纹理增粗，肺门阴影
增深。

（二）辨证分型

1. 外感咳嗽

1）风寒咳嗽

咳嗽，痰稀色白，鼻塞流清涕，或伴恶寒，无汗，咽部不红。苔薄白，脉浮紧。

2）风热咳嗽

咳嗽，痰黄而稠，鼻塞，流浊涕，发热恶风，咽红而肿。舌尖红，苔薄白或微黄，脉浮数。

3）风燥咳嗽

咳嗽痰少，或痰黏稠难咯，或干咳无痰，连声作呛，咳声嘶哑，鼻燥咽干，心烦口渴，皮肤干燥，或伴发热、微恶风寒、鼻塞、咽红等表证。舌偏红，苔少乏津，脉略数或指纹紫。

2. 内伤咳嗽

1）痰热咳嗽

咳嗽，痰黄白黏稠，咯吐不爽，咳时面赤唇红，或伴发热口渴，咽喉痛。舌质红，苔黄腻，脉滑数。

2）痰湿咳嗽

咳嗽，痰多色白如泡沫，咳时喉有痰声，或呼吸气粗，多有发热。苔白腻，脉滑。

3）气虚咳嗽

咳声无力，痰白清稀，面色淡白，体弱多汗，易于感冒。舌淡，脉无力。

4）阴虚咳嗽

干咳无痰，或痰少而黏，不易咯出，口渴咽干，咳声嘶哑，手足心热。舌红苔少，脉细数。

（三）治疗方案

主穴	证型	随证配穴
肺俞、天突、风门	风寒咳嗽	风池等穴位
	风热咳嗽	大椎、曲池等穴位
	风燥咳嗽	太溪、照海等穴位
	痰热咳嗽	鱼际、丰隆等穴位
	痰湿咳嗽	阴陵泉、丰隆等穴位
	气虚咳嗽	气海、足三里等穴位
	阴虚咳嗽	太溪、列缺等穴位

（四）天灸方法

取白芥子90克、白芷9克，共研为细末，适当加蜂蜜调和如稠膏，软坚适度，制成药饼如桂圆大。每次取相应对症的穴位（单侧穴）贴药，先贴左侧穴位，次日贴右侧穴位。贴药后加胶布固定，左右穴位轮流敷贴，3日敷贴1次，10次为1个疗程。

（五）预防调护

注意观察患者咳嗽发生的规律、咳痰情况，注意观察病程中有无体温的变化。穴位敷贴缓解咳嗽疗效确切，但需注意辨证运用。小儿皮肤娇嫩，敷贴时间不宜过长，以免灼伤皮肤。平时注意保暖、慎避风寒。

（六）病案分析

● 病　案

　　王某，女，5岁。因"咳嗽1个月"于2018年小寒节气就诊。患者于1个月前开始咳嗽，以夜间及晨起咳嗽为主，白天活动后咳嗽加重，曾在当地社区医院就诊，诊断为"支气管炎"，口服多种抗生素治疗后症状稍缓解，仍有咳嗽，家属带其到东莞市中医院寻求中医治疗。

　　现症见：咳声重浊，痰多，为白色黏液痰，无发热，无盗汗，无明显消瘦，纳食减少，二便尚调，夜寐欠佳，舌淡，苔白腻，指纹浮红。查体：神清，精神可，呼吸平稳，口唇无发绀，咽红，心肺听诊未闻及明显干湿啰音。辅助检查：X线胸片可见双肺纹理增粗。诊断为咳嗽（痰湿咳嗽），予天灸药物敷贴天突、肺俞、风门、阴陵泉、丰隆，当天晚上咳嗽减轻，仍痰多，白色黏液痰为主，嘱患者家属配合中药二陈汤口服治疗，兼顾内调外治，5天后复诊咳嗽明显减轻，早晚仍有咳痰，患者纳眠好转。当年三九天灸完成疗程。

　　小儿脾常不足，脾失健运，痰浊内生，痰饮伏肺，肺失宣降，肺气上逆，可见咳嗽痰多，痰白，湿浊困脾，可见舌淡苔白腻。小儿为"纯阳之体"，腠理疏松，天灸药物更易被其吸收，通过辛温、走窜、通经、平喘、温阳利气之药物，使肺气升降正常。亦有研究阐述，可能是通过增加肺脏本身微循环灌注量来达到改善肺通气功能的目的。

四、小儿哮喘

小儿哮喘属于小儿时期常见的肺系疾病，临床以反复发作性哮鸣气促，呼气延长，甚至不能平卧为特征，是以喘鸣和呼吸困难为主症的一类病症，可伴有发热、咳痰、胸闷、气急、鼻翼煽动等症状。冬春二季气候骤变时发病率较高，初发年龄以1~6岁多见，多在3岁以内发病。小儿哮喘可见于现代医学的支气管哮喘、哮喘性支气管炎和急性毛细支气管炎、变异性哮喘等疾病。

（一）诊断依据

（1）多有婴儿期湿疹、鼻炎等过敏性疾病史及家族哮喘史。

（2）有反复发作的特点，哮喘发作不少于3次，发作多与某些诱发因素有关，如气候转变、感受外邪、接触或进食某些过敏物质等。

（3）常突然发作，发作之前多有喷嚏、咳嗽等先兆症状。发作时喘促，气急，哮鸣，咳嗽，甚则不能平卧、烦躁不安、口唇青紫。

（4）发作时，肺部听诊两肺闻及哮鸣音，以呼气时明显，呼气延长。支气管哮喘如继发感染，可闻及湿啰音。

（5）实验室检查血常规：白细胞计数正常，嗜酸性粒细胞可增高；伴肺部细菌感染时，白细胞计数及中性粒细胞均可增高。

（6）X线片检查：肺过度充气，透明度增高，肺纹理增多；并发支气管肺炎或肺不张时，可见沿支气管分布的小片状阴影。

（7）肺功能检查：气道阻力增加，或支气管激发试验阳性；支气管舒张试验阳性。

（二）辨证分型

1. 发作期

1）寒性哮喘

咳喘哮鸣，恶寒怕冷，鼻流清涕，痰液清稀，四肢欠温，面色淡白。舌质淡胖，苔薄白或白腻，脉浮滑。

2）热性哮喘

咳喘哮鸣，痰稠色黄，口干咽红，或发热面红。舌质红，苔薄黄或黄腻，脉滑数。

3）虚实夹杂

哮喘持续发作，喘促胸满，端坐抬肩，不能平卧。面色晦滞带青，畏寒肢冷，神疲纳呆，小便清长。舌质淡，苔薄腻，脉无力。

2. 缓解期

1）肺气亏虚

面色淡白，乏力，自汗，易于感冒。舌质淡，苔薄白，脉细无力。

2）脾气亏虚

食少便溏，面色少华，倦怠乏力。舌质淡，苔少，脉缓无力。

3）肾气亏虚

动则气促，面色淡白，形寒畏冷，下肢欠温，小便清长。舌淡，苔白，脉细无力。

（三）治疗方案

主穴	证型	随证配穴
天突、肺俞、脾俞、肾俞	寒性哮喘	风门等穴位
	热性哮喘	大椎等穴位
	虚实夹杂	丰隆等穴位
	肺气亏虚	气海等穴位
	脾气亏虚	足三里等穴位
	肾气亏虚	关元等穴位

（四）天灸方法

白芥子、延胡索、甘遂、细辛，共同研末，加生姜汁调膏，分别贴在肺俞、心俞、膈俞、膻中。适用于哮喘缓解期，每年夏季三伏及冬季三九敷贴。

（五）预防调护

天灸敷贴可有效缓解各类哮喘症状，但症状易反复，注意巩固治疗及配合日常防护。尽量保持居所空气流通。冬季注意保暖，夏季保持凉爽，避免接触特殊气味。宜饮食清淡、富含营养之品，忌食生冷油腻、辛辣酸甜及海鲜鱼虾等可能引起过敏的食物。

（六）病案分析

● 病　案

　　患者，男，14岁。因"反复咳喘6年余"于2017年大暑节气就诊。患者反复出现咳嗽气喘已6年有余，每遇天气寒冷或天气变化时发作，平素易出汗，容易感冒，体形消瘦，面色萎黄，舌淡苔薄白，脉沉细无力。既往有荨麻疹病史。查体：温度37.5℃，咽稍红，双肺可闻及湿啰音，心律齐。

　　肺主表，肺卫不固可见患者易出汗、易感冒，每遇外感风寒，内有痰饮，相互搏击，阻塞气道，肺失宣降，发之为哮、喘。用天灸药物敷贴天突、肺俞、脾俞、肾俞，咳之本水也，源于肾，痰之性湿也，主于脾，肺为储痰之源。调节肺、脾、肾三脏之气，消除伏痰凤根。

　　患者按当年三伏、三九天灸完成全疗程，坚持连续3年敷贴，哮喘发作次数明显下降。

五、小儿便秘

　　小儿便秘是指大便秘结，排便周期或间隔时间延长，虽有便意，但排出困难，甚则肛裂便血的疾病，临床上可伴有腹部胀满，食欲减退等症。除先天性巨结肠、肛门疾病等器质性病变外，儿童所发之便秘多属功能性便秘，本节所述小儿便秘相当于西医儿科学中的功能性便秘、肠易激综合征、药物性便秘、内分泌及代谢性疾病所致的便秘。

（一）诊断依据

（1）排便间隔时间延长，2天以上，或每周排便2次或不到2次。

（2）大便粪质干结，排出艰难，或欲排便而艰涩不畅。

（3）常伴腹胀、腹痛、口臭、纳差及神疲乏力等症。

（4）常有饮食不节、情志内伤、劳倦过度等病史，伴随症状包括易激惹、食欲减退和（或）早饱，便后症状消失。

（二）辨证分型

1. 热秘

排便困难，腹胀腹痛，身热、口干口臭、喜冷饮。舌红，苔厚腻，脉滑。

2. 气秘

排便困难，欲便不得，嗳气频作，腹中胀痛，纳食减少，胸胁痞满。舌红，苔黄，脉滑数。

3. 冷秘

大便秘结，腹部拘急冷痛，拒按，手足不温，畏寒喜暖。苔白腻，脉弦紧或沉迟。

4. 虚秘

虽有便意但排便不畅，或数日无便，临厕努挣乏力，心悸气短，面色无华。舌质淡，脉细弱。

（三）治疗方案

主穴	证型	随证配穴
肺俞、大肠俞、天枢、支沟	热秘	合谷等穴位
	气秘	中脘等穴位
	冷秘	关元等穴位
	虚秘	脾俞、气海等穴位

（四）天灸方法

取生大黄、芒硝各10克，厚朴、枳实、猪牙皂各6克，冰片3克，共研为末，每次取3～5克，加蜂蜜调成膏状，敷贴神阙，胶布固定，1天换药1次。

（五）预防调护

儿童便秘多为功能性便秘或习惯性便秘，在用药治疗前，应养成良好的排便习惯，配合富含高纤维饮食，如蔬菜等，定时饮水，按需加强运动锻炼，亦可配合摩腹、捏脊等小儿按摩手法增强体质。

（六）病案分析

● 病 案

患者，男，2岁。因"反复大便干结1个月"于2020年夏至到东莞市中医院门诊就诊，患者大便难排，2～3天行1次，颗粒状，严重时便后肛门出血，伴腹胀，食欲欠佳，小便调，家长曾自行予开塞露通便，便后腹胀好转，症见：腹胀、无恶寒、发热，无头晕、头痛，无恶心、呕吐，纳眠可，大便未排2天。查体：温度36.3℃，腹胀，心肺听诊（－），无明显压痛，诊断为便秘。

予天灸药物敷贴肺俞、大肠俞、天枢、支沟，每次半小时，10天后再行下一次敷贴治疗，完成当年三伏天灸治疗疗程，并指导家长对患者进行小儿摩腹及推下七节骨等推拿手法，配合清淡饮食。敷贴当天回家解出颗粒状大便，腹胀减轻，经3次敷贴治疗后，患者大便日行1次，质地由硬转中，无腹胀，胃纳好转。

便秘为小儿常见病，小儿肺、脾常不足，易外感温热时邪、邪热稽留，致肺热肠燥、腑气不降，或因饮食不知节制，过食肥甘厚味、辛辣炙煿之品，致燥热内结，肠道失于濡润，而致大便干结，甚至秘结不通，排出困难，故其病位虽在大肠，但常与肺脾关系密切，家长给予开塞露通便，只能缓解一时。在饮食方面，由于儿童的饮食分量少，糖分不足，加之饮食过于精细等，食物残渣较少，容易引发便秘，并且在小儿的饮食中存在较高的蛋白质含量，容易造成大便处于碱性和干燥的状态，进而导致排便的频次减少；而且许多小儿不喜欢吃蔬菜，饮食中的纤维摄入量少，也是引发便秘的一个重要因素。

天灸疗法属中医外治法的重要一员，小儿皮肤娇嫩，皮肤组织的透过性较好，更有利于药物透过皮肤刺激穴位，因而穴位敷贴在治疗小儿相应疾患中应用广泛，疗效突出。采用穴位敷贴治疗小儿便秘，可避免打针吃药，同时对肝脏及胃肠道无任何不良反应，有利于孩子身心健康成长。

六、小儿消化不良

小儿消化不良属于中医"厌食""积滞""疳证"范畴，是指小儿内伤乳食，停聚中焦，积而不化，气滞不行所形成的一种胃肠疾患。以不思乳食，食而不化，脘腹胀满，嗳气酸腐，大便溏薄或秘结酸臭为特征。多见于5岁以下小儿，发病无明显季节性。本病西医亦称为"小儿消化不良"。

（一）诊断依据

（1）有先天禀赋不足，喂养不当或病后失调及长期消瘦史。

（2）以面色不华，毛发稀疏枯黄，不思乳食，食而不化，脘腹胀满，嗳气酸腐，大便溏泄或便秘，气味酸臭为特征。

（3）可伴有烦躁不安夜间哭闹或呕吐等症。可有形体消瘦，体重比正常同年龄儿童平均值低15%以上，面色不华，毛发稀疏枯黄，严重者干枯羸瘦，体重可比正常平均值低40%以上。

（4）实验室检查：大便化验检查可见不消化食物残渣脂肪滴。贫血者，血红蛋白及红细胞减少。出现肢体浮肿，属于疳肿胀（营养性水肿）者，血清总蛋白大多在45克/升以下，人血白蛋白常在20克/升以下。

（二）辨证分型

1. 乳食内积

面黄少华，烦躁多啼，夜卧不安，食欲不振，腹部胀满，大便溏泄，酸臭或便秘，小便短黄或如米泔，伴有低热。舌红，苔腻，脉滑数，指纹紫滞。

2. 脾虚夹积

面色萎黄，形体较瘦，困倦无力，夜寐不安，不思乳食，腹满喜俯卧，大便稀溏。舌淡红，苔白腻，脉细而滑，指纹淡滞。

（三）治疗方案

主穴	证型	随证配穴
脾俞、胃俞、中脘	乳食内积	天枢等穴位
	脾虚夹积	足三里等穴位

（四）天灸方法

取大黄6克、芒硝6克、栀子6克、杏仁6克、桃仁6克，共研磨成末，加面粉及鸡蛋清、葱白汁、醋、白酒少许，调成糊状，敷于脐部，每天1次，连续使用3～5天。用于疳积腹部胀实者。

（五）预防调护

加强饮食调护，饮食要富含营养，易于消化。添加食物由稀至稠，由少到多，由单一到多种类，按循序渐进的原则进行，辅食既不可骤然添加过多，造成脾胃不能适应而积滞不化。亦不可到期不给添加，使婴儿脾胃运化功能不能逐渐增强而饮食难化。发现体重不增或减轻，食欲减退时，要尽快查明原因，及时加以治疗。彻底根治小儿多种消化道疾病、慢性消耗性疾病，以防疳证发生。

（六）病案分析

● 病 案

患者，男，9岁。因"腹胀、食少、便溏3天"于2019年7月至东莞市中医院就诊。患者于3天前因进食食物过多，出现胃纳较前明显减少，伴呕吐，呕吐物为胃内容物，口气酸臭，夜间睡眠欠佳，趴睡，小便正常，大便溏，舌质红，舌苔白厚腻，脉弦滑。查体：温度36.5℃，神清，精神可，体形消瘦，心肺听诊（−），腹胀，无明显压痛。

患者每次口服药物后均出现呕吐，因此患者家属来东莞市中医院寻求非口服药物治疗，经儿科医生诊疗后，决定对患者进行中药敷贴治疗，使用天灸药物在脾俞、胃俞、中脘、天枢、足三里等穴位进行治疗，每次取脾俞、胃俞、中脘，足三里、天枢交替使用，每次半小时，共3次治疗后上述症状明显缓解。嘱患者注意饮食调护，坚持三伏天灸全疗程治疗。三九天灸巩固疗效。

小儿脾胃薄弱，乳食不知节制，胃气不降，气逆于上，则出现呕吐，脾气不升，脾失健运，水谷精微物质不能及时被运化输送，乳食停聚，积而不化而形成积滞，导致腹胀、胃纳减少，口气酸臭，大便或溏或便秘。若要小儿安，三分饥与寒。

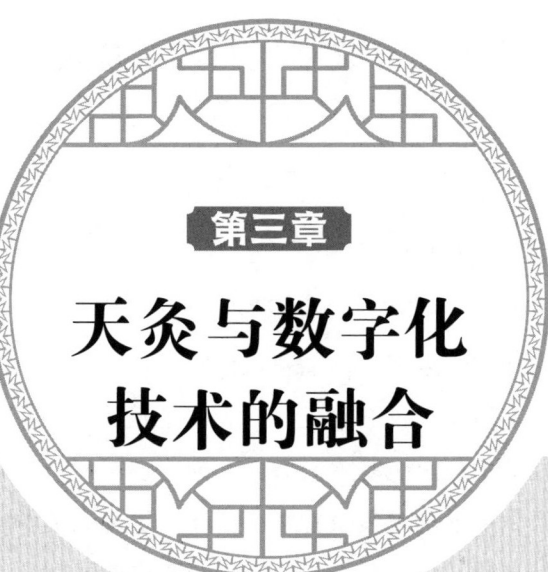

第三章

天灸与数字化
技术的融合

第一节　天灸数字化的现状及过程

一、天灸数字化的现状

2 000多年来的临床实践表明，天灸在治疗多个系统疾病上得到良好的疗效。近年来，随着现代健康观念的改变，天灸人群逐渐扩大。但在天灸的研究上，无一不是从"疾病"入手，只注重于疗效验证及机制探讨方面，而忽视了疾病背景因素的研究。健康信息学的发展及物联网的普及，为天灸的实施和研究提供了新视角。黄杏贤等提出从天灸人群的研究入手，通过研究人群疾病背景，挖掘健康影响因素，从个性化特征规律中寻求人群的共性规律。建立天灸人群健康电子管理档案，有助于天灸人群研究的规范化。在此基础上，结合穿戴式健康智能设备，利用物联网技术，对天灸人群的健康基本参数进行实时、远程监测，对生活方式、体质、气候变化等疾病背景因素进行监控，及时了解天灸人群的健康状况，为天灸人群实施有针对性的干预措施，真正实现天灸的"治未病"中心思想。以"天灸人群"为出发点，逐渐扩展到其他健康人群，建立完善的人群健康电子管理档案。

（一）天灸与互联网技术

用户可以通过线上医疗平台获取关于天灸的视频教程、文章等内容；也可制作天灸视频教程，利用网络平台免费分享给广大民众，可以宣传天灸知识并提高其普及水平。

现代医学对疾病的了解，不仅仅是疾病本身，还包括影响疾病的各个因素，即机体生理病理背景，包括气候、地域、体质、年龄、衣食住行、生活压力、工作压力等方面的改变。而对于机体生理病理背景的改变，仅仅是院内治疗，因时间限制，无法实时有效地反映患者健康状况的变化。长期的病情观察还需要对患者实施"后医疗服务"，进行持续有效的随访工作。但"后医疗服务"模式现正处于起步阶段，随访工作通过电话、上门等方式，仅限于患者症状的自诉，缺乏客观数据，无法客观地指导治疗。

借助天灸人群健康App或线上健康自评平台可实现疾病症状、体质变化、生活质量变化的自我评价。相比于传统的电话及上门随访，该方式的优点体现在以下3个方面：方便天灸人群在家中对自己健康进行实时监控，有助于了解自身健康状况，无须前往医院，减少医疗资源的耗费；通过健康互动平台，实现对天灸人群的天灸知识宣教、健康答疑等，加强医患间的沟通，有利于改善医患关系；通过医疗健康数据的相互传输，实现医疗信息的共享化，医者可通过对院外健康数据的整合分析，了解天灸人群的健康状况，实现远程院外监测，并能持久有效地反映天灸疗效。

（二）天灸与物联网技术

健康电子管理档案是记载个人基本信息、生活习惯、饮食运动、疾病史、家族史、实验室检测等健康相关信息的个人电子信息档案，是健康安全管理体系的第一步。健康电子管理档案涵盖了各个健康相关因素，贯穿居民整个生命过程，可实现健康信息的多渠道、动态收集，满足居民自我保健与健康管理、健康决策的资源需要，有助于居民、医疗机构之间信息共享，方便医生对常见疾病的普查、预防和治疗。近年来，健康观念的改变及物联网的飞速发展，为穿戴式健康智能设备开辟了新市场。穿戴式健康智能设备的开发满足了人们对健康的需求，且携带方便，操作简单，使人们在家中真正实现对自己及家人的健康监测。虽然穿戴式健康智能设备层出不穷，花样繁多，但是在实际应用上仍处于探索阶段，且设备监测生理参数单一，使用者缺乏专业医学知识背景，读取参数能力有限，无法结合自身情况对健康数据进行自我分析，导致穿戴式健康智能设备无法真正发挥其重要作用。在健康电子管理档案基础上，运用物联网技术，结合穿戴式健康智能设备，对天灸人群的健康影响因素进行客观、量化监测，不仅有利于医生对天灸患者实施远程院外健康监测，及早发现，及时治疗，更好地实施天灸个体化诊疗方案，达到未病先防、已病防变、瘥后防复；更能从大数据中挖掘在不同时间、空间点上健康数据的变化规律，寻求个性群体中的共性规律。采用物联网技术开发智能天灸仪器，可以辅助调节治疗温度、时间，让天灸更加精准有效。

（三）天灸与人工智能技术

在医疗健康行业，人工智能的应用场景越来越丰富，人工智能技术也逐渐成为影响医疗行业发展、提升医疗服务水平的重要因素。与互联网技术在医疗行业的应用不同，人工智能技术对医疗行业的改造包括生产力的提高、生产方式的改变、底层技术的驱动、上层应用的丰富。人工智能技术在医疗领域的应用，可以提高医疗诊断准确率与效率；提高患者自诊比例，降低患者对医生的需求量；辅助医生进行病变检测，实现疾病早期筛查；大幅提高新药研发效率，降低制药时间与成本。

天灸在相关研究中使用了以下几种人工智能方法：一是利用监督学习、非监督学习、半监督学习等机器学习算法，对天灸的临床应用效果进行评价和分析，以及预测患者的治疗效果和个性化治疗方案。袁琛皓等使用中医传承辅助平台2.5软件集成改进的互信息法、复杂系统熵聚类法、无监督的熵层次聚类法等数据挖掘方法，分析穴位敷贴治疗冠心病心绞痛用药规律。二是通过构建卷积神经网络和循环神经网络等深度学习模型，对天灸治疗反应特征进行分析和提取，探索其作用机制。三是运用聚类分析、关联规则挖掘、决策树等数据挖掘技术，对天灸临床应用数据进行分析和挖掘，寻找其内在规律性和相关性。杨国志等基于数据挖掘分析穴位敷贴治疗功能性消化不良选穴与用药规律。范伟森等运用SPSS软件对高频腧穴与中药进行聚类分析，研究穴位敷贴治疗小儿哮喘的选穴及用药规律。四是利用自然语言处理技术，将中医药知识进行语义标注，构建中医药知识图谱，为天灸的治疗方案提供更加科学的理论支持。佘峥娣等应用文献计量研究与科学知识图谱可视化分析近20年穴位敷贴疗法在恶性肿瘤诊疗中的研究现状、热点及趋势，为后续研究提供思路和治疗建议。总的来说，人工智能技术在天灸研究中的应用越来越广泛，同时也涵盖了多种不同的技术和方法。这些方法的应用，为更好地了解和探索天灸治疗机制及推进天灸临床应用提供了新思路和方法。

（四）天灸与红外热成像技术

在中医学研究方面，红外热成像技术因其无创而直观地展示人体寒热的变化，而受到中医学者的广泛关注。由于红外热成像能直观地显示出沿经脉循行分布的穴位区域热成像的轨迹，因此针灸、经络及穴位一直以来都是国内外中医研究的热点。刘逸南等基于临床研究文献分析国内外红外热成像技术临床研究应用现状和前景，为进一步的临床应用提供研究思路。中医研究方面，相关外文文献主要分布在针刺及针灸疗效等方面；中文文献在此基础上还涉及穴位热成像、中药疗效、灸法疗效及证型辨识等方面。除此之外，无论现代医学还是中医研究，舌部、面部及眼部热成像正在逐渐受到关注。但是目前尚缺少多中心的研究。陈璐佳等基于医用红外热成像技术，采用随机对照试验研究，选取与阳虚相关的督脉为研究点，主要观察督脉热成像及腧穴皮温变化，可视化地评价中药穴位敷贴干预阳虚体质的疗效。魏艾玲等运用红外热成像技术探讨阳虚质者红外热图的共性规律，分析判断"扶正温阳法"干预阳虚质人群的疗效。

随着红外热成像技术及智能化的发展，其研究领域正在从浅表组织向深层脏器逐渐深入，对于疾病的早期诊断和筛查有明显的优势。不仅如此，红外热成像可以为中医的经络图像化、证型客观化、体质辨识及中医理论等研究提供证据。相信在不久的未来，红外热成像不仅可以作为临床疾病筛查和健康管理的重要手段，也将为中医学的传承与发展提供一个更为广阔的科技平台。

二、天灸数字化的过程

随着人工智能、移动互联网、物联网、大数据、可穿戴式设备、增强现实/虚拟现实等创新技术的发展，在国家人工智能规划的引导下，健康全流程管理的各个环节将会越来越智能化，支撑全流程管理的新药研发、精准医疗等将会越来越个性化、个体化。再伴随以医疗机器人的发展，未来大量的基础性服务将由人工智能提供，医生将能够有更多的时间与精力来做好患者的服务、沟通，能够有更多的时间从事创造性的医疗工作。天灸的数字化、智能化对医疗行业有着重要的意义，可以提高医疗效率、改善医疗服务、提升医疗质量、优化医疗管理和加强信息安全，对于医患双方都有很大的益处。天灸数字化的过程大致可以分为以下几个步骤。

（1）确定数字化目标：确定数字化的目标和范围，包括哪些内容需要被数字化、数字化后如何使用等。

（2）建立数字化系统：建立数字化系统，包括硬件设备、软件工具和网络环境等。这些设备和工具需要根据数字化目标进行选择，并保证其稳定性和安全性。

（3）数字化数据采集：采集需要数字化的数据，包括病历资料、诊断报告、照片视频等，采集方式可以是扫描、拍摄、录制等。

（4）数据处理和存储：对采集到的数据进行处理和存储，包括数据清洗、分类、整合和归档等。同时要确保数据的安全性和可靠性，防止数据泄露和丢失。

（5）数据分析和应用：利用数字化数据进行分析和应用，包括数据挖掘、统计分析、人工智能等。通过这些手段可以提高诊疗效率、改进治疗方案、优化医疗管理等。

（6）持续优化和改进：数字化是一个不断发展和完善的过程，需要持续地进行优化和改进。医疗机构可以根据数字化应用的实际效果进行调整和改进，以获得更好的效益。

第二节 天灸数字化的应用

一、案例一：基于红外热成像技术观察穴位敷贴对阳虚质人群督脉皮温影响

目前，临床中对中医体质干预疗效判定主要依靠中医体质评估量表，该量表具有良好的信度和效度，然而易受到个人的知识水平、理解能力、主观感受等因素影响，造成问卷结果偏差，且缺乏可视化依据。红外热成像技术是利用仪器探测接收人体散发的红外辐射能，经过一系列信号处理和转换，形成可见光图像分布图。与中医体质评估量表相比，该检测不受被检者主观理解的影响，因而能够有效地避免由个人主观因素造成的误差，且目前医用红外热像仪的图像分辨率高，以不同色彩呈现人体皮温差异，可定量分析皮温变化，进而能可靠地评价治疗效果。

陈璐佳等基于医用红外热成像技术，采用随机对照试验研究，选取与阳虚相关的督脉为研究点，主要观察督脉热成像及腧穴皮温变化，可视化地评价中药穴位敷贴干预阳虚质的疗效。将78例阳虚质的受试者随机分为治疗组40例和对照组38例。治疗组采用自拟阳虚方敷贴干预，对照组采用自制安慰剂敷贴干预。观察两组干预前后阳虚体质量表积分、督脉腧穴

（大椎、身柱、至阳、脊中、腰阳关）及督脉平均红外皮温变化，并比较两组的临床疗效。

（一）治疗方法

1. 治疗组

自拟敷贴阳虚方，白芥子、细辛、干姜、肉桂、肉豆蔻、生黄芪、冰片按10：10：10：5：5：10：1的剂量比例混合，生姜榨汁，混合后的生药粉再以10克：10毫升：2毫升的比例加入生姜汁和蜂蜜，相混并调成干稠膏状，压制成直径2厘米、厚度0.5厘米圆饼，保鲜膜覆盖以备使用。配制好的药饼置于4厘米×4厘米专用防过敏贴中央，敷贴于关元、气海、中脘、肾俞（双）、脾俞（双）、命门、足三里（双）穴位上。采用远红外灯（波普范围2～25微米）距离人体20～30厘米，照射10分钟以促进药物吸收。每次贴药时间为2小时。10天治疗1次，共治疗4次。

2. 对照组

用面粉制成色泽、大小相同的药饼作为安慰剂。敷贴取穴、操作及疗程同治疗组。

（二）观察指标

1. 督脉腧穴及督脉红外皮温

采用医用红外热成像仪，工作波段8～12微米，空间加分辨率不大于0.9毫弧度，测温度范围为0～70℃，温宽设置为6.4～12.8℃，连续可调，最小温度分辨率为0.02℃，测温误差±1℃，测温范围25～40℃。以体表解剖标志、骨度分寸方法定位选取督脉线上大椎、身柱、至阳、脊中、腰阳关5个穴位作为检测部位，在穴位旁开1.5寸处进行绝缘标记（自制乙醇小球），便于图像采集后准确地定位测试点。受试者进入试验观察室，裸露全身，静坐休息20分钟，以适应环境温度。观察室保持在（26±1）℃室温，60%～70%湿度，密闭门窗使室内空气处于静止状态。在情绪稳定、无汗、适应室温后应用红外热像仪进行图像采集，受试者站在距红外摄像机1.5米处，操作者适时调整探头的角度和方向，使所需要采集的部位完全摄入镜头，观察人体主要穴位的红外辐射动态变化，待成像显色稳定后摄取背面全身图1次。治疗前后各做1次检查，即治疗前1天和治疗后第30天分别观察督脉平均温度（大椎和腰阳关连线的平均温度），大椎、身柱、至阳、脊中、腰阳关的温度。腧穴温度值以边长0.5厘米×0.5厘米的正方形投影为数据采集区，最终以采集区上下左右和中心共5格的平均值代表该腧穴温度。

2. 体质量表积分

以中医体质辨识软件辨识中医体质，记录治疗前后患者阳虚质积分变化。

（三）疗效标准

1. 体质量表积分疗效标准

显效：症状改善明显，量表积分少于40分。

有效：症状好转，量表积分虽有下降但仍不少于40分。

无效：症状无明显改善或加重，量表积分不变或升高。

总有效率 = ［（显效 + 有效）例数/总例数］×100%

2. 红外热成像疗效标准

ΔT = {［治疗前该穴（区域）平均温度 – 治疗后该穴（区域）平均温度］/治疗前该穴（区域）平均温度}

显效：$\Delta T > 8\%$

有效：ΔT 为 $3\% \sim 8\%$

无效：$\Delta T < 3\%$

（四）治疗结果

1. 两组治疗前后体质量表积分比较

治疗组治疗后阳虚体质量表积分较治疗前降低，且下降幅度大于对照组，差异有统计学意义（$P < 0.05$）。

2. 两组治疗前后督脉腧穴及督脉红外皮温比较

治疗后，治疗组各检测穴区温度均较治疗前上升，且升高幅度大于对照组，差异有统计学意义（$P < 0.05$）。治疗组治疗后督脉平均温度较治疗前升高，且升高幅度大于对照组，差异有统计学意义（$P < 0.05$）。

3. 督脉循经红外辐射轨迹（IRRTM）比较

由图3.1可见，治疗前，两组督脉辐射轨迹显示弥散、连续性较差、宽度较小。治疗后，治疗组该轨迹变得连续规整、宽度加大，高温区往督脉线集中，部分病例可见督脉连续；对照组督脉轨迹仍较窄、中断不连续。

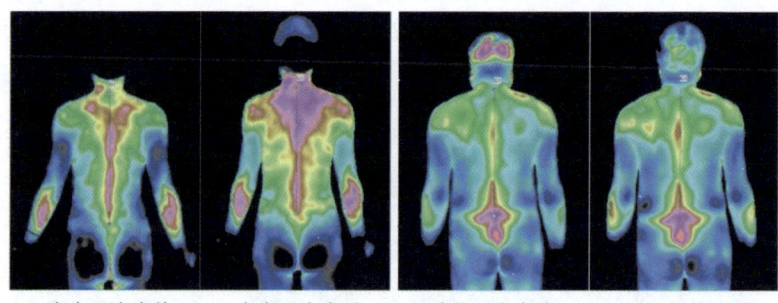

治疗组治疗前　　　治疗组治疗后　　　对照组治疗前　　　对照组治疗后

图3.1　两组治疗前后督脉辐射轨迹比较

4. 两组体质量表积分疗效比较

治疗后，治疗组的总有效率为94.7%，高于对照组的68.6%（*P* < 0.05）。

5. 两组督脉腧穴红外皮温疗效比较

治疗后，治疗组督脉腧穴及督脉平均红外皮温总有效率优于对照组（*P* < 0.05）。

治疗前，对两组阳虚质人群督脉上大椎、身柱、至阳、脊中、腰阳关进行测温，发现其基础温度由上到下依次递减，符合中医"上为阳，下为阴"的理论观点。干预后，红外成像腧穴大椎、身柱、至阳、脊中、腰阳关穴区皮温升高，督脉平均皮温升高，且差值大于对照组。

通过对比红外热成像与体质量表两组评价机制可见，治疗组干预后阳虚体质量表积分降低，红外热成像评估各穴温度总有效率均在76.3%以上，督脉平均总有效率为84.2%，低于体质量表总有效率（94.7%）。推测其原因为红外热成像虽为客观表象，但亦受试验环境（外界气候、温度）、操作者、受试者身体状态（如女性经期、饥饱）等各种影响，因此指标可变因素较大；所选穴位虽能体现治疗效果，但是否为阳虚质最敏感指标，需要进一步研究。综上，红外热成像技术可作为阳虚质辨识工具，但评价方法和具体指标仍需进一步验证。在后续试验设计可加入不同时间段敷贴对阳虚质的疗效影响对比，以期最大限度地减少变量因素对研究结果的影响。

二、案例二：基于红外热成像的原发性痛经天灸治疗效果的临床评价方法

（一）临床评价方法的原理与方案

下面是基于数字化技术和红外热成像原理，探索了一种新的原发性痛经天灸治疗效果评价方法，从而促进天灸疗法在临床中更广泛地应用于女性健康领域。原发性痛经是一种常见的妇科疾病，给女性的身心健康带来了很大的困扰。目前，西医疗法主要采用止痛药和避孕药等药物治疗，但是存在着长期使用副作用大的问题。中医疗法则主要采用中药调理、针灸、艾灸、天灸等治疗方法，但其疗效评价缺乏客观性和准确性。在不同的疼痛症状中，天灸疗法的应用效果也会产生非常大的差异，而数字化技术和红外热成像原理有望在治疗不同疼痛疾病方面提供更为客观的治疗效果评价方法。这不仅有利于天灸疗法在临床治疗中的应用，也为人们提供了一种新的治疗选择。

原发性痛经即功能性痛经，是指月经期疼痛，常呈痉挛

性，集中在下腹部。从中医辨证角度来看，导致原发性痛经的因素有气血瘀滞，多由情绪不稳定导致，这种类型的患者情志抑郁，易致气血不畅；寒湿凝滞型的痛经患者，可能因在经期受寒，导致寒邪凝滞于胞宫中，引起痛经，此类患者素体偏热，血与热结，导致血行不畅，瘀滞而痛；气血亏虚型痛经患者，多因疾病损耗导致气血不足，或者是脾胃功能障碍，引起痛经；肝肾虚损型痛经患者，多有先天肝肾本虚或者是多产损及肝肾，引起经血不足，导致痛经。而西医的解释则是激素、神经系统反应或子宫自身原因导致子宫痉挛和收缩，排出不畅，从而引起疼痛。总结以上诱因可知，原发性痛经核心原因是缺血导致运转不畅。人体红外检测作为功能性的医疗影像检测，反映的是人体表面的温度分布，由理论推导和实验检验可知，血流旺盛的地方必然温度相对较高。因此利用这种特性，观察子宫对应位置即下腹部的温度分布情况，研究原发性痛经的红外病灶特征，采集天灸前后腹部的红外图像，如图3.2为原发性痛经的红外检测图，从图中右边的温度与颜色对应关系可知，紫色区域表示比红色和白色的区域温度低，并且最高温为肚脐眼的位置，此处温度约为34.8℃，经过一疗程天灸治疗后再次进行红外热图采集如图3.3，腹部位置温度偏低的情况已消失，肚脐眼温度已提升到36.5℃。因此可通过界定天灸对原发性痛经疗效的红外参数，总结一种新型的天灸疗效临床评价方法。

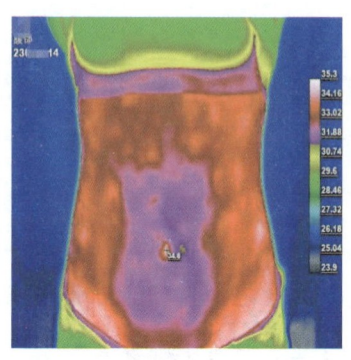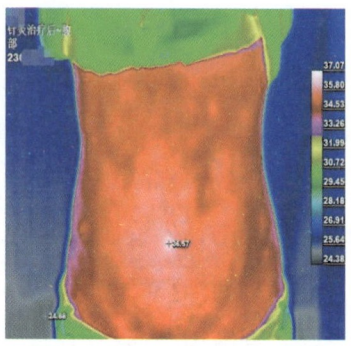

图3.2　天灸前原发性痛经红　　　图3.3　天灸后原发性痛经红
外热图　　　　　　　　　　外热图

（二）基于深度学习和数字图像处理技术的原发性痛经的红外特征识别算法

深度学习技术结合经典的数字图像处理技术的红外特征识别算法（图3.4），首先是研究一种基于级联U-Net网络的目标识别分割算法和基于refinement network的进一步精细分割处理的病灶分割算法。级联U-Net网络的目标识别分割算法属于有监督学习算法，由两个U-Net网络级联而成，第一个U-Net网络用于目标的定位，第二个U-Net网络用于目标的分割。该算法的特点是准确度高，计算量小。基于refinement network精细分割算法，在上一步的分割算法中得到的分割区域沿着边界抽取若干小单元图像，作为refinement network的输入得到分割结果，然后填充回第一步得到的分割结果处得到最终的分割结果。结合医学团队总结的原发性痛经红外热成像的表达，利用搭建基于RGB，HSV和YUV多色彩空间评价的颜色分割算法，融合基于级联U-Net网络结合refinement network精细分割算法的计算结果，实现色块的高精度分割结果。利用梯度算法进行边缘的提取，利用改进的基尔霍夫定律对线、圆和椭圆等特征进行描述。SURF特征检测，Harris角点检测图像算法，作为基于CNN的深度学习模型训练的特征输入，融合传统数字图像处理方法与深度学习算法，开发原发性痛经红外病灶特征识别算法，对识别到的特征进行量化，再结合患者腹部的最低温和最高温数据以及患者身体信息的分析，通过权重模型的计算，输出辅助分析结果。

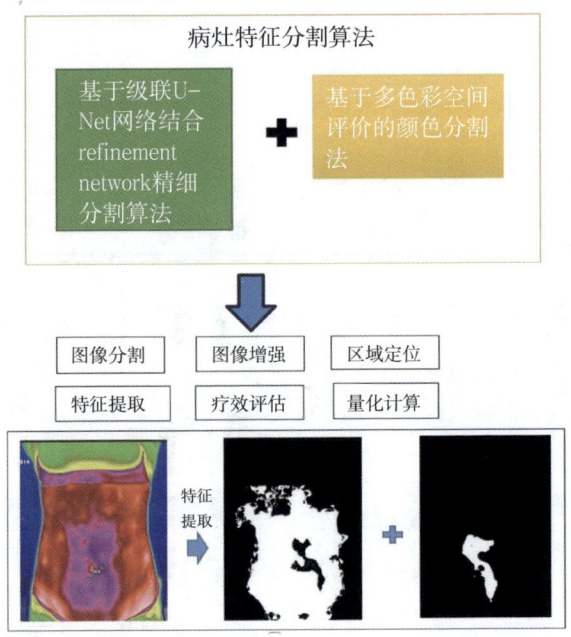

图3.4　基于深度学习和数字图像处理技术的原发性痛经的红外特征识别算法

（三）天灸疗效评估红外数据采集与诊疗平台

天灸疗效评估红外数据采集与诊疗平台主要由PC端和移动端组成（图3.5），PC端主要功能包括：用户管理，病例的建档与管理，数据采集，医生在线诊疗和评估，智能辅助分析。移动端主要功能包括：数据查询，医生诊断。核心框架由应用层、处理层、网络层和感知层组成，应用层涵盖各类与用户交互的接口；处理层主要部署各种热图分析模型，用于对红外热图数据的计算和病灶的特征分析；网络层主要包括传输与存储红外热图数据、病例数据和系统设备的参数；感知层主要包括各种图像的获取与处理。

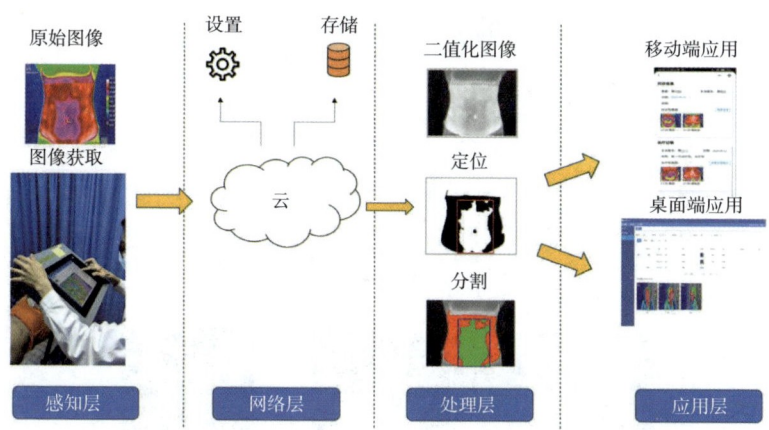

图3.5　天灸疗效评估红外数据采集与诊疗平台

第三节　天灸数字化的挑战与展望

一、天灸数字化的趋势

当今社会已经进入数字化的时代，各行各业都因为自动化、数字化而飞速发展，天灸的进步也离不开数字化。天灸数字化的发展趋势也越来越明显。

1. 多元化、智能化服务模式

随着数字化技术的飞速发展，天灸行业将会开发出更多智能化的设备和平台，进一步实现天灸治疗的自动化、个性化、智能化。同时，天灸行业还将逐渐推出多种形式的线上、线下服务，如在线预约、在线咨询、穴位导航等，为患者提供全方位、多元化的治疗服务。

2. 数据化临床研究

数字化技术的引入可以帮助天灸行业进行更加精细化的数据收集和管理，从而促进天灸行业的临床研究。通过大数据分析、人工智能等技术手段，对天灸治疗的效果、适应证等方面进行深入研究，为天灸行业的创新与发展提供有力支持。

3. 精细化管理和定制化服务

数字化技术在天灸行业中的应用可以帮助天灸行业更好地管理患者信息，并为每个患者提供个性化的诊疗服务。在数字化平台的支持下，天灸行业将逐步实现精细化管理、定制化服务，从而提高患者满意度和治疗效果。

4. 跨界融合

数字化时代背景下，天灸行业将会与其他行业进行更多的跨界融合，如健康管理、保险等领域。借助数字化技术，天灸行业可以更好地与其他行业协同发展，更好地服务于人类健康事业。

5. 国际化发展

随着数字化技术在医疗领域的普及，天灸行业也将逐渐走向国际化。未来，天灸行业将利用数字化平台和技术手段，拓展海外市场，推广天灸文化，为人类健康事业贡献更大的力量。

数字化时代下天灸行业将以更加智能化、数据化、精细化、定制化的服务模式为特征，同时也将与其他行业进行更多的协同融合，走向更加国际化、专业化的发展道路。

二、天灸数字化的挑战

目前，我国智能医学发展迅速，具有广阔前景。但是数字化时代下，天灸行业也面临着一些挑战。

1. 数据安全和隐私保护问题

数据是医疗人工智能最重要的影响因素之一。在机器学习模型训练过程中需要更多的数据以保证训练的模型对新的数据也能有良好的预测表现。广泛开展合作，加深数据的积累及技术的创新是下一步天灸行业发展的重点。在数字化时代下，天灸行业需要处理许多敏感的患者数据，如个人健康信息、病历记录等。因此，天灸行业需要采取必要的措施来确保这些数据的安全性和隐私保护。

2. 技术创新与传统技艺之间的平衡

数字化技术的引入为天灸行业带来了更多创新性的技术手段，但同时也带来了对于传统天灸技艺的挑战。因此，天灸行业需要在技术创新与传统天灸技艺之间找到平衡点，保持天灸行业的特色和魅力。

3. 人才短缺问题

数字化时代下，天灸行业需要具备更高的技术水平和专业素养的人才。但是，天灸行业中人才短缺问题依然存在。因此，天灸行业需要加强人才培养和引进，提高行业整体水平。

4. 行业标准的制定和推广

数字化时代下，天灸行业需要制定更为科学、系统的行业标准，以确保行业健康有序发展。同时，天灸行业也需要推广这些标准，提高行业整体的规范性和可持续性。

数字化时代下，天灸行业面临着诸多挑战，需要采取相应的措施来应对。只有在积极应对挑战的同时，天灸行业才能更好地实现转型升级和可持续发展。

三、天灸数字化的重要意义

随着虚拟仿真、人工智能、医学机器人、大数据、移动互联网等新技术与医疗健康相关领域的结合日趋紧密，现代医学模式将面临重大变革，智能医学正在成为驱动卫生与健康事业发展的先导力量。数字化技术在天灸中的应用有着重大意义。

（1）传统中医向现代医学转型：将天灸数字化技术与传统中医相结合，有利于中医逐步向现代医学转型。数字化技术可消除传统中医望、闻、问、切等诊疗方式存在的主观性和误差性，提高准确性和可靠性。

（2）天灸治疗精细化：传统的天灸治疗方法难以实现个性化治疗，而天灸数字化技术可以记录患者的身体信息、病史和治疗数据，利用大数据分析提供更加精细化的治疗方式。

（3）推广和普及中医技术：通过数字化技术，将中医经验和知识进行数字化展示和传播，可以让更多人了解中医的特色，增强公众对中医的信心和认可度，推广和普及中医技术。

（4）创新中医治疗模式：天灸数字化技术的应用，可以为中医治疗模式注入新元素，开创中医数字化治疗的新模式和新领域。

（5）加强中医医疗资源整合：天灸数字化技术可以将不同医院、医生和患者的治疗信息进行统一管理，促进中医医疗资源的整合和优化，提高效率和质量。

参 考 文 献

［1］罗秋兰. 天灸治疗变应性鼻炎临床疗效研究及免疫机制探讨［D］. 广州：广州中医药大学，2013.

［2］杨志敏，黄鹂，杨小波，等. 亚健康人群的中医体质特点分析［J］. 广州中医药大学学报，2009，26（6）：589-592.

［3］王响，倪磊，潘雨，等. 阳虚型体质与相关疾病的研究进展［J］. 吉林中医药，2020，40（3）：417-420.

［4］黄杏贤，于海波，刘永锋. 天灸发展的思考［J］. 新中医，2015，47（9）：258-259.

［5］张兆旺. 中药药剂学［M］. 北京：中国中医药出版社，2007.

［6］何瑞阳，洪宗国，杜艳军，等. 近三年天灸疗法的临床研究进展［J］. 湖北中医杂志，2018，40（8）：61-63.

［7］符文彬，徐振华. 岭南传统天灸疗法［M］. 北京：人民军医出版社，2013.

［8］周仲瑛. 中医内科学［M］. 北京：中国中医药出版社，2007.

［9］王启才. 针灸治疗学［M］. 北京：中国中医药出版社，2003.

［10］罗颂平，刘雁峰. 中医妇科学［M］. 北京：人民卫生出版社，2016.

［11］符文彬，刘健华，徐振华. 岭南传统天灸大全［M］. 北京：人民卫生出版社，2017.

［12］李曰庆，何清湖. 中医外科学［M］. 北京：中国中医药出版社，2012.

［13］高树中，杨骏. 针灸治疗学［M］. 北京：中国中医药出版社，2016.

［14］李天禹，喻坚柏，左亚杰，等. 敷贴合内服治疗慢性前列腺炎的优势——天灸膏合前炎清治疗肾虚湿热型慢性前列腺炎疗效探析［J］. 时珍国医国药，2009，20（11）：2830-2831.

［15］许尤佳. 儿童保健与食疗［M］. 广州：羊城晚报出版社，2015.

［16］韩新民. 中医儿科学［M］. 北京：高等教育出版社，2008.

［17］石学敏. 针灸学［M］. 北京：中国中医药出版社，2007.

［18］郑靖铁，张旭丽，张文江，等. 哮喘缓解期中医辨证与肺功能相关性研究［J］. 江苏中医药，2011，43（7）：25-26.

［19］张伯礼，吴勉华. 中医内科学［M］. 北京：中国

中医药出版社，2017.

［20］吕会兰. 小儿推拿配合饮食调理治疗小儿便秘
［J］. 中国民间疗法，2018，26（2）：107.

［21］曹方，宋柏林. 小儿便秘的中医外治法应用研究
［J］. 中华中医药杂志，2020，35（10）：5219-
5222.

［22］袁琛皓，高燕，郭炜. 基于中医传承辅助平台的中
药穴位敷贴治疗冠心病心绞痛用药规律分析［J］.
山东中医药大学学报，2017，41（1）：37-39.

［23］杨国志，高生. 基于数据挖掘分析穴位敷贴治疗功
能性消化不良选穴与用药规律［J］. 河南中医，
2019，39（11）：1767-1770.

［24］范伟森，周光辉，刘云胜，等. 基于数据挖掘探究
穴位敷贴治疗小儿哮喘的选穴及用药规律［J］. 西
部中医药，2023，36（2）：59-62.

［25］佘峥娣，陈红涛，戴倩，等. 基于CiteSpace穴位敷
贴疗法治疗恶性肿瘤的可视化分析［J］. 中国当代
医药，2023，30（6）：116-120.

［26］李家喻，田超. 电子健康档案的标准、规范与应用
［J］. 中国卫生信息管理杂志，2010，7（6）：47-51.

［27］刘逸南，王佳丽，宋昌梅，等. 基于文献分析红外
热成像临床研究应用现状和前景［J］. 中国中西医
结合杂志，2021，41（6）：680-688.

［28］王本显. 国外对经络问题的研究［M］. 北京：人

民卫生出版社，1984.

[29] CEFFA G C, GANDINI G. Telethermographic evaluation of the use of acupuncture in fibrocystic dysplasia in the painful phase [J]. Minerva Medica, 1979, 70（24）：1745-1754.

[30] 辜祖谦，陈卫民，叶平，等. 应用红外热像仪观察穴位针刺前后的温度变化初步报告 [J]. 针刺研究，1989，14（1）：277-278.

[31] 周鑫，王平. 医用红外热成像技术在中医学研究中的应用 [J]. 中国中西医结合外科杂志，2018，24（2）：258-260.

[32] YANG H Q, XIE S S, HU X L, et al. Appearance of human meridian-like structure and acupoints and its time correlation by infrared thermal imaging [J]. American Journal of Chinese Medicine, 2007, 35（2）：231-240.

[33] 陈璐佳，江丹娜，邓艳华，等. 基于红外热像技术观察穴位敷贴对阳虚质人群督脉皮温影响 [J]. 上海针灸杂志，2022，41（1）：90-94.

[34] 魏艾玲，魏云强，王孝林，等. 基于红外热成像技术探讨"扶正温阳法"对阳虚体质的影响 [J]. 云南中医学院学报，2022，45（3）：6-11.

[35] 娄岩. 智能医学概论 [M]. 北京：中国铁道出版社，2018.

［36］牛欣，杨学智，朱庆文，等. 中医四诊合参辅助诊断关键技术的数字化、量化研究［J］. 世界科学技术（中医药现代化），2011，13（1）：64-69.

［37］王睿清，范赵翔，王春颖，等. 中医四诊数字化采集技术的研究现状［J］. 中医杂志，2013，54（1）：77-80.

［38］刘蒙. 红外热成像图像中的人体行为检测技术研究［D］. 长春：长春理工大学，2021.

［39］陈琛. 人体红外热成像分析系统算法开发及实现［D］. 哈尔滨：哈尔滨工业大学，2017.

［40］李晓陵，赵佩，王珑，等. 针灸治疗原发性痛经的fMRI研究进展［J］. 中国中西医结合影像学杂志，2023，21（1）：9-12.

［41］肖丽丹. 艾灸联合温针灸治疗原发性痛经临床观察［J］. 中国中医药现代远程教育，2022，20（23）：119-121.

［42］俞海虹，陈文，刘世红，等. 针灸治疗原发性痛经的临床研究方法学评价［J］. 中华中医药学刊，2012，30（8）：1817-1818.

［43］陆煜，马瑞芬，钱黎. 温针灸治疗原发性痛经的临床效果与安全性评价［J］. 中国现代医生，2018，56（8）：134-136，140.